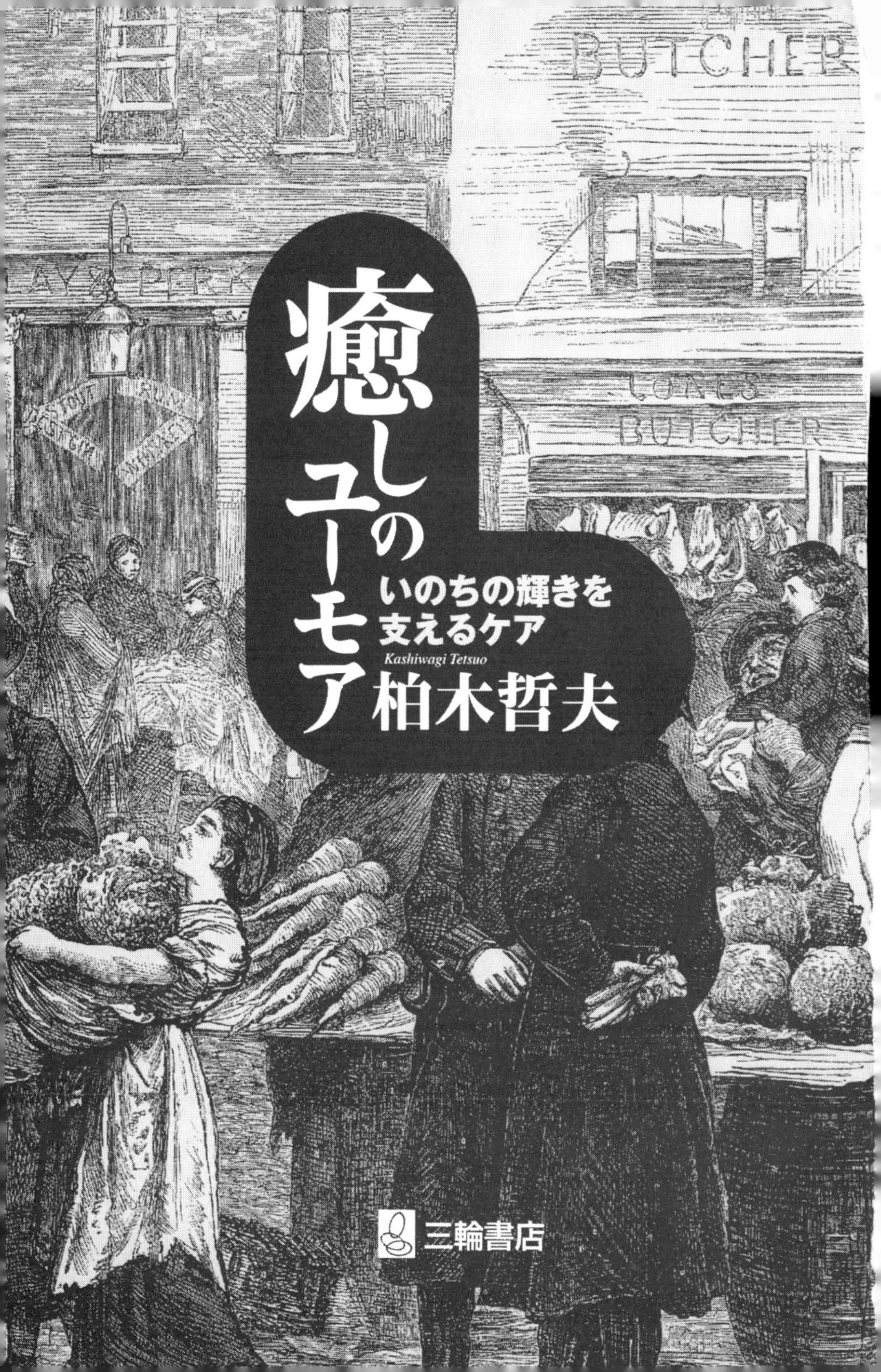

癒しのユーモア

いのちの輝きを支えるケア

Kashiwagi Tetsuo

柏木哲夫

三輪書店

【装丁】石原雅彦

癒しのユーモア　いのちの輝きを支えるケア

【目次】

癒しのユーモア　いのちの輝きを支えるケア

【第一章】

――ほのぼの川柳から覗くユーモアの世界

ガン君に語りかける

一九九七年五月二九日、私の五八回目の誕生日である。ホスピスの医師、ナース、ボランティア、事務職員がケーキと花束で祝ってくれた。ありがたいことだ。寄せ書きもうれしい。「ますます、ご[五]発[八]展を祈ります」とある。気に入った。昨年は交通事故に巻き込まれたり、肺炎で入院したりで御[五]難[七]の年だったので、今年は山小[五八]屋でも建ててゆっくりしようと思っていたのに、ますます発展するようにとハッパをかけられた。

ターミナルケアに関わって四半世紀になる。ホスピスも全国で六十（二〇〇一年四月現在、八六）を数えるようになったし、念願の『日本緩和医療学会（注一）』もできたし、本も二十冊ばかり出したし、もうこれ以上発展する必要もなかろうと思っていた。しかし、愛するスタッフから「ますますの御発展を…」と言われると、発展せざるをえない。ハタと考えた。どんな発展を目指すのか…。結論は「川柳」と出た。

数年前から川柳を楽しんでいる。たまたま新聞に投稿した句が載ったのがきっかけで投句を続けている。これまでに二十句ばかり採用された(最近は競争率が上がって、数カ月に一句がやっとである)。ホスピスでは毎年クリスマスにスタッフの川柳大会(柏木杯争奪戦と私が勝手に名前を付けた)をしている。優勝者には豪華(?)な賞品が授与される。因みに昨年の最優秀句はあるナースの

通勤で自家製大根よく育ち

であった。御本人はすんなりした脚線美の持ち主なので、この句は同僚の誰かのことを詠んだにちがいない。

川柳の三要素は、面白さ、軽さ、穿ち(うがち)だと物の本に書かれている。川柳はまず面白く

(注一) 末期がんなど、治癒が望めない疾患の身体的・精神的・社会的・霊的苦痛を緩和するための研究を行い、その実践と教育に貢献することを目的に一九九六年設立された。

なくては話にならない。思わずプッと吹き出すような笑いを誘うものもあれば、苦笑いさせられるものもある。さらに軽さも必要だ。川柳に深刻な重い内容はそぐわない。むずかしいのは穿ちだ。広辞苑を引くと、穿ちとは「人情の機微など微妙な点を巧みに言い表すこと」とある。世の中を真っすぐに見るのではなくて、やや斜めから見るとでも言えばわかりやすいかもしれない。直球ではなく変化球の世界なのである。「サラリーマン川柳」の当選句の一つに

一戸建て手の出る土地は熊も出る

というのがある。三要素をみごとに備えている。

ターミナルケアやホスピスケアにユーモアが重要だと指摘されている。欧米諸国ではhumor therapy（ユーモア療法）(注二)として、積極的に導入されている。私もホスピスにおいて、系統的なユーモア療法とまではいかないが、できるだけユーモアのセンスを発揮するように心がけている。川柳の交換もその一つである。回診のときに患者さんと川柳を交換する約束をする。次の回診までに、少なくとも一つ川柳をつくってお互いに交換するのである。

（注二）笑いやユーモアを病院や施設の中で病気の治療の一つとして用いること。

Mさんは五十歳の男性胃がん患者。すばらしいユーモアのセンスの持ち主であった。川柳をつくったことはなかったが、私の勧めで交換が始まった。私のつくった句

カニ料理多弁な客を無口にし

が面白いと、とても気に入ってくれたので投句したところ、新聞に載った。

この程度の句で採用されるのならと思ったらしく、Mさんもいくつか投句したところ

二度目からためらいながらのアンコール

が採用された。

こんなことがきっかけで、二人の川柳交換は楽しく続いた。そのMさんが「ガン君に語りかけてみた」というすばらしい詩を書いた。少し長いが、そのまま引用する。

お腹に手を当ててガン君に語りかけてみた
「どうしてそんなに頑張って大きくなろうとするんだ
寄生主のボクの生命を奪ってしまえば結局君も死んで
元も子もなくなることはわかっているんだろう

もう少し考え直したらどうか　ほどほどに大きくなるとか
いっそ小さくなって長く生きのびるとか」
でもガン君は沈黙したままだ
仕方がないので「君が黙っているならしょうがない
ボクはこの方面ではプロのドクターに教えられ
君に正面攻撃ではなく　からめ手から攻めるから
注意しておくように」
と捨てぜりふを言った
沈黙のまま
ボクは
「君が大きくなってボクの細胞も生きていけなくなったとき
ともに死のう　そのときボクは救い主によって救われ
神様のところへ行って永遠の命を与えられるから
君に　ありがとうを言わなければならない

君はどこへ行くんだい
君も天国に来たいなら　生きているうちに　自分の無力を知って
神に身体をあずけたらいいいんだよ」とそっと言った
お腹に当てている手がちょっとふるえたように思えた

Mさんの信仰とユーモアのセンスがみごとに調和した感動的な詩である。私は、特に最後の一行にこの詩全体のすばらしさが凝縮しているように思う。がんに一生懸命語りかけたMさんにがんも少し反応したのであろう。

上智大学のデーケン先生は、「ユーモアは愛の現実的表現である」と言っておられる。このような意味でのユーモアのセンスを身に付けたいものだ。

病いをもつ、にもかかわらず…

「川柳入門」とか「川柳の作り方」といった本を読んでみると、川柳にもいろいろ種類があることがわかる。時事川柳、サラリーマン川柳、福祉川柳など、みんな勝手に名前をつけている。私がこの連載を「ほのぼの川柳」と名付けたのには訳がある。できれば取り上げる川柳が、人々にほのぼのとした気持ちを起こさせるようなものでありたいとの願いである。たとえば最近接した句に

地方紙にだかれて友の味届く　（小林文子）

というのがあるが、何かほのぼのとした情緒が伝わってくる。

川柳のいわゆる「ネタ」にもいろいろあるが、新聞に載る句の中で多いのは「孫ネタ」だ。これはだいたい、ほのぼの川柳になる。

オシッコとさも偉そうに告げる孫

日常生活のあらゆる場面が句の材料を提供してくれる。多くの句に接していると、よくもまあこれほど多様な物の見方があるものよと感心させられる。多くの句を勝手に分類してみるのも面白い。たとえば「オバサン」や「オジサン」を詠んだ句も多い。やや、「品」に問題があるかもしれないが、最近新聞で見たものから「オバサン三題」を。

目は一重顎は二重で腹は三重

厚化粧蠅はとまるが蚊は刺さぬ

化粧より化粧回しがよく似合い

すべて私の作品ではないことを断っておきたい。私が目指す「ほのぼの川柳」とはやや路線が異なるが、思わず笑ってしまった。特に一句は一、二、三と順を踏んでいるのが心憎い。

続いて「オジサン三題」を。

粗大ゴミ朝に出しても夜もどる

濡れ落ち葉散歩の時だけやや乾き

散歩して女房の顔の広さ知り

これを見ると、オバサンとオジサンのパワーの違いが歴然としている。オバサンが元気はつらつ堂々と生きているのに、オジサンはショボショボと元気がない。特に二句は定年後、濡れ落ち葉のように妻にべったりとつきまとい、散歩以外に外にも出ない厄介なオジサンの姿が描かれていて、やや哀しい。奥さんと散歩してみると、三句のように、奥さんは近所に多くの知人がいて、挨拶を交わす。仕事ばかりしてきた自分は、近所に知っている人もいない。これから死ぬまでどのように生きていこうか、ふと真剣に淋しさを感じるオジサンの心境が見事に出ている。オジサンの仲間入りをしつつある私（もう立派なオジサンだという人もいるかもしれないが）にとっては、身につまされる思いがする。

医療や看護の現場が川柳に詠まれることも多く、私は勝手に「医療川柳」と名づけている。ナースの姿を詠んだ句も多い。「ナース三題」を発表する。

患者より顔色悪い夜勤明け

風邪の子をあずけてナース患者診る

売れ残りじゃないのよ私とっておき　（田中現一）

第三句は説明がいるだろう。これは特にナースを詠んだ句ではないが、私のまわりにも、かなり多くの「とっておき」の看護婦さんがいるので、あえてここにあげた。
医者を題材にしたジョークは世界中どこへ行っても存在する。アメリカ留学中に聞いたジョークを一つ。

〝内科医は何もかも知っているが、何もしない
外科医は何も知らないが、何でもする
精神科医は何も知らないし、何もしない
病理医は何もかも知っているし、何でもする
しかし、一日遅れる〟

作者は医者に違いないが、はたして何科の医者であろう。
医者や病院を詠んだ川柳も多い。長時間待って三分の診察といった現在の日本の病院の姿を、やや斜めに表現すると川柳が生まれる。

病院を三カ所廻る程元気
健康でなければできない医者通い （河野政子）

両句とも最近の新聞でみかけたものだ。病院とは元気な人が集まる所らしい。待合室での患者さ

ん同士の会話。

〃最近鈴木さん見かけませんね〃

〃そう言えば、見ませんね。どこか具合でも悪いのではないですか〃

自分ではかなり面白い句だと思っても他の人に受けない句が存在する。いろいろな新聞の川柳欄はよく見るが、選者によって当選する句の傾向が随分違う。それ故、投句して採用されなかったら、投句先を間違ったのだと思うことにしている。そのような句を紹介したい。

脳外科に頭の切れない医者もいる

眼科医に目先がみえない人もいる

耳鼻科医に鼻がきかない人もいる

胸部外科胸を開かぬ医者もいる

腹部外科腹を割らない医者もいる

某新聞に投句したが、どれ一つとして当選しなかった。読者の皆さんの意見はどうであろう。

少し無理した語呂合わせ的なところはあるが、第五句は現実の体験に基づいている。知りあいに腹部外科の専門医がいるが、いつも何を考えているのかよくわからない。もう少し腹を割って話し合いたいと思うが、なかなかのってこない。たまたまある会合で一緒になり、世間話をしているうちに、病院経営のことでかなり悩んでいることがわかった。私の得意な理解的態度で傾聴していると、かなり腹を割って話し始めた。問題なのは、彼の考えている内容であった。企業秘密に属することなので、内容にはふれないが、一句浮かんだ。

腹割って話してわかった腹黒さ

これが見事当選した。人の話は聞いてみるものだ。

ユーモアの研究で有名な上智大学のデーケン先生は「ユーモアとは、にもかかわらず、笑うことである」と言っておられる。この意味では、病気にもかかわらず、笑うことができれば、その人は本当の意味でのユーモアのセンスを身に付けているといえるであろう。

入院生活には、いろいろと嫌なことがつきまとう。順調に快方に向かうとは限らないからだ。最近知人が大腸がんの手術をした。幸い初期だったので、人工肛門を造る必要もなく、術後も順調に経過していたが、急に腸閉塞になり、再手術をしなければならなくなった。彼のしょげ方は本当に気の毒だった。私も同じ経験をすれば、もっと落ち込んでいたかもしれない。再手術はうまくいき、退院の前日、部屋を訪問すると、手帳に走り書きした句を見せてくれた。もう一度手術をしなければならないことがわかった時に詠んだ句だという。

再手術生え揃ってもいないのに

やるせない気持ちを吹き飛ばそうとしたすばらしい句だと思った。

人生の四季とユーモア

スイスの精神科医ポール・トゥルニエが「人生の四季」（ヨルダン社）という素晴らしい本を書いている。彼は人生を春（二〇歳頃まで、準備の時期）、夏（二〇〜四〇歳頃、活動の時期）、秋（四〇〜六〇歳頃、収穫の時期）、冬（六〇歳以上、成熟の時期）に分け、それぞれの季節が持つ味わいを各年代の特徴と課題に沿って実に美しく述べている。

川柳は「人間の営み」のおかしみや穿ち、そして時にはペーソスを十七文字で表現したものだ。

今回はトゥルニエ流に「四季川柳」と題して、自作を含め、記憶に残っている句を、「人生の四季」に従って味わってみたい。

準備の春

春は人生の準備の時期である。それは赤ちゃんの時からすでに始まっている。まわりからあたたかい目で見守られている赤ちゃんは、人生の良いスタートを切ったと言える。

ウンチだな赤ちゃん急にまじめ顔

這い這いをする広さなくすぐに立ち

両句とも自作だが、一句めは新聞の当選句である。赤ちゃんのうちは可愛くていいが、少し大きくなるとしつけが大変になる。自我のめざめとともに親の存在がわずらわしくなる。そして、大なり小なり反抗期を経験する。これをうまく乗り越えると夏への準備が順調に進む。反抗期の子供とどうつき合うかは親の度量のみせ所だ。

反抗期子を持つ親の成長期

このようにとらえることができれば、問題は半分解決したといえる。子供は親の思いどおりには決して育たないものと覚悟しておくほうが安全だ。本当に

子育てはサジを投げたり拾ったり

なのである。

教育も大変だ。駅の自販機で数人の小学生が揃ってビタミン剤を飲んでいるのを見て、作ったのが次の句だ。

塾帰り揃って飲んでるドリンク剤 （自作当選句）

塾で勉強し、やっと希望校に（とは限らないが）入り、卒業して夏になる。

活動の夏

春に準備をしたことを生かして活動するのが夏であるが、事はそれほどうまく運ばない。期待して入った会社の仕事は単調で面白くない。たとえば

なんとなくコピーお茶くみ電話番 （新海正美）

といった具合である。たまにまわってきた仕事もあまり気乗りがするものではない。

さあやろか昼からやろかもう五時か

の毎日にうんざりする。数回遅刻をすると上司からこっぴどく叱られる。しかし、朝起きるのはつらい。特に冬は苦痛だ。

あと五分あと一分の冬の朝　（土屋衣子）

なんとか会社へ行かずに仕事ができないか。

ふとんの中へ会社を持ってきたい朝　（関口みさき）

そんな朝には

きっかりと鳴る目覚ましへ腹を立て　（江畑哲男）

と時計にもあたりたくなる。しかし、宮仕えの身、遅刻は許されない。そこでひと工夫。

目覚ましを五分ずらして三個置き

朝食もそこそこに家を飛び出すが

線路には近いが駅まで遠い家

なのでたいへん。やっと飛び乗った電車は満員。でもよくしたもので

ゆれるたび程よくつまる満員車　（岸やよい）

で、着くころにはなんとか自分の居場所が定まってくる。

こんな毎日ではとてもいけないと思い、先輩に相談してみると、「石の上にも三年」と紋切り型の答え。

「会社変わっても、同じことだよ」と一句くれた。

石の上三年たてば次の石

今の石に座り続けるか、次の石に移るかは重要な夏の決断だ。

収穫の秋

四〇～六〇歳が秋とすると、五八歳の私は晩秋ということになる。

お若いといわれる程の年になり　（松本知子）

収穫の秋に、私は何を集めただろう。初秋から始めたホスピスの仕事から私が収穫させてもらったものは実に多い。その一つがユーモアのセンスの大切さだ。患者さんの中に、実にすばらしいユーモアの心を持った人がいる。その人たちに慰められてきた。川柳が人の慰めにならないだろうか、人にほのぼのとした気持ちを起こさせることができないだろうか、私の晩秋のささやかな希望だ。

中年とよばれる秋の季節は食欲も出、ついつい食べ過ぎて肥満の傾向が出てくる。

ああいやだ影まで太っているわたし　（鈴木節子）

と嘆くことになる。そうなると

世界一こわい乗り物体重計

となり、もう少しひどくなると

二人降り一人乗ったら鳴るブザー

となる。

晩秋になると足腰も弱くなる。電車でもできれば座りたい。席をゆずられるほどの年ではないが

もう一人座れるはずと目で数え（清水武男）

てみたり

降りるのは立ってる乗客ばかりなり（桑子岑子）

とうらめしくなったりする。

貧しい時代に育ったのでなかなか贅沢ができないのも、この年代だ。

棄てられず宿の歯ブラシまたたまり（自作当選句）

高いものも買えない。

靴磨き三回すれば買える靴（自作当選句）

をはいて通勤したりする。

せめて冬に入る前に娘が結婚してくれたらと願うが、実際は

孫を抱く夢打ち砕き娘翔《と》ぶ

で思いどおりにはいかない。しかし、心だけは豊かに保っていたいと願っている。その豊かさを来たるべき冬の時代につなぎたい。

成熟の冬

トゥルニエの偉いところは、冬の時代を成熟の時期としたことだ。冬はなんとなく陰気で淋しい感じがするが、彼はこの時代は人が成熟する時期だという。冬は老いの時期であるが、老いを前向きにとらえ、ユーモアのセンスで笑いとばしながら、潑溂と生きている老人に接すると、うれしくなる。九二歳のある老人は長生きの秘訣を聞かれ、「息をするのを忘れぬことじゃ」と答えて、質問者を煙にまいた。八七歳になる彼の妻は川柳が好きで、自作を一句披露してくれたそうだ。

合わぬはずじいさんそれはわたしの歯

すでに亡くなったが有名な長寿姉妹の金さん銀さんは、よくテレビに登場していた。出演料はどうするのですかとの質問に、「老後に備えて蓄えます」と答えたという。素晴らしいユーモアではな

いか。
冬の時代で皆が心配するのがボケだ。できることならボケたくないがボケるときにはボケるという開き直りも必要だ。

わがボケにきづく程度でいたいボケ（安永倉市）

という気持ちはよくわかるが

性格の不一致のままともにボケ（青木憲一）

ということもありうる。
老いとともに体の機能は確実に衰える。目はかすみ、耳は聞こえにくくなる。しかし、老人は残された力をフルに利用してまわりとコミュニケーションをとろうとする。

聞こえないはずだがバアチャンすぐ笑う（自作当選句、秀逸）

笑いは冬を暖かくする。

ユーモアの効用

川柳に関心を持ち、自らも新聞に投句するようになってから五年になる。長年勤めている淀川キリスト教病院の週報にも載せてもらっている。この間多くの句に接し、自分でも作っているうちに川柳特有の効用があることに気づき始めた。そこで今回は川柳やユーモアの効用について具体的に例を挙げて述べてみたい。

緊張緩和

入試は受験生にとっても教官にとってもつらい。受験生のつらさに比べると教官のつらさなど物の数ではないと言われそうだが、面接試験を何時間もしていると、心から疲れる。

受験生の中で面接の時、極度に緊張している人がある。先日の大学院面接試験の時、他大学出身の受験生がコチコチになっており、何とか緊張をほぐしてあげたいと例のおせっかいな親心が働いた。学部では胎教について研究し、これを今後大学院でさらに発展させたいとのこと、そこで「私は川柳に興味を持っています。最近見かけた句に

クラシック嫌いな胎児きっといる

というのがあるのですが、どう思いますか?」と尋ねた。彼女も十人ばかりの試験官もいっせいに笑った。そして「私もきっといると思います」と笑顔で言った彼女はすっかり緊張がとれ、その後のアカデミックな質問にはうまく答えた。彼女が合格したのはいうまでもない。入学後お礼に来た彼女は、「先生の川柳のおかげで入学できました」と言った。「いやいや、筆記試験の成績が良かったからですよ」と私は答えたが、内心、川柳が少しは役に立ったと思っている。

川柳に限らずユーモアは緊張をほぐす効果がある。川柳ではないが、必ず受けるユーモアがあるので紹介したい。集合写真の時、皆緊張して顔がこわばるのでカメラマンは必ず「はい、チーズ」とやる。無理に笑わされて、出来上がりをみると、不自然な作り笑いのようになっている。できれば内なる情動を伴った自然な笑いがほしい。そこで、できる限りまじめな顔をして「皆さん、明治

時代の集合写真を見ると、みんなしかめっ面をしてますね。なぜだかわかりますか?」と問いかける。しばらく考えてもらってから、「当時、チーズがなかったからです」と答える。爆笑間違いなし。そこでタイミングよくシャッターを押す。とてもいい笑顔の写真ができあがる。

流れを変える

日本人は会議好きらしい。大学でも病院でもむやみに会議が多い。ひどいときは朝から夕方まで会議の連続の場合がある。こんなことをしていていいのだろうかと懐疑的になる。物事が円満に話し合われる会議ばかりであればいいのだが、時には意見の衝突があり、険悪な雰囲気がただようこともある。こんな時にもユーモアが流れを変えてくれる。

具体的な例を挙げてみたい。いい話し合いが続いている時、遅れてやってきた人が会議の流れを変えてしまうことがある。ある学会の評議員会でこのことが現実になった。A先生が遅れてきたにもかかわらず、いきなり多少過激な発言をされたので、それまでの話し合いの流れが急に変わり始めた。議長と議論になり、腹を立てたA先生は席を立って部屋から出ていってしまった。いやな雰囲気が部屋にただよい、誰かが何かしなければ話が前に進まない感じであった。沈黙が続いた。私はこの種の沈黙に弱い。何とかしなければ、と責任感のようなものを感じた。ふと新聞に載った自作の川柳が浮かんだ。これだと思った。そこで私は口を切った。「こんな席で川柳の話をするのはやや不謹慎かと思うのですが、この前当選した句にA先生にぴったりのがあるんです。

いい人だだが悪い時現れる

というのですが」と言った。笑い声がもれ、場が少し和んだように思われた。私は続けて、「A先生、私もよく存じ上げていますが、根はとてもいい人だと思うのです。ただ今回タイミング的に、ちょっと悪い時に入ってこられて、こんなことになってしまったように思うのですが。よければ私、あとで先生によくお話しておきますので、とにかく、会議を続けていただいたらどうかと思うのですが」と言った。議長は救われたような顔つきで、「では、柏木先生の川柳にあやかって、会議を続けさせていただきましょう」と言った。そして、それなりに皆が納得できるような結論が出た。ユーモアは流れを変える力をもっている。

コミュニケーションを助ける

授業や講演にはその人の持ち味が出る。私はどちらかといえば、一方的に話をするのが好きではない。講義の時でも学生に適当に質問をして、授業に参加してもらう。講義をする者と聴く者とのコミュニケーションが大事だと思っている。今話題になっている双方向授業である。

大学では老いと死を教えている。重いテーマだが、工夫によっては楽しく学ぶこともできる。私は授業や講演の初めに何か笑える話題を提供して、聴く人にまずリラックスしてもらうように心がけている。自分をリラックスさせるためにもこれは役立つ。たとえば、こんな具合だ。

「今日は老いへの適応について、講義をします。いろいろな老いの迎え方がありますが、その一つに悠々自適型というのがあります。あくせくしないで世間とはやや距離をおいて、静かに老後を過ごす型です。こんな川柳があります」

暇な日だ庭に来た猫追っただけ

ここで約半分の学生が笑う。笑う学生は概して成績が良い。(私の偏見と思い込み?)

初めての土地での講演の時は、講師も聴衆も緊張している。聴衆はどんな話をするのだろうかと注意を集中しているし、講師は少し高揚した気分と、うまく話せるだろうかという不安(準備不足の程度と比例する)が入り交じった複雑な緊張を感じている。そこで、講演のでだしで一度笑ってもらうことが両者に大きなプラスをもたらす。こんな時にも川柳が役立つ。

「今日は患者さんがもつ不安について、お話をします。先日新聞の川柳欄を見ていますとこんな句が載っていました。

お守りを医者にも付けたい手術前

患者の不安を見事に表現していますね。患者さんはわれわれが想像しているよりかなり敏感で傷つきやすい心を持っています。もう一つ川柳を紹介します。

串刺しの心と書いて患者です

なるほどとうなずいてしまいますね」

これでまず、聴衆も講師もリラックスできる。緊張をほぐして話を聴こう、話をしようという姿勢が整う。

人と人を結ぶ

年齢を重ねるにつれて、職業を異にする人々との付き合いが多くなってきた。初対面の人とうまくコミュニケーションをとるのにユーモアのセンスはかなり役に立つ。同世代の出版関係の人と話をしていた。相手がかなり緊張しているのがわかった。たまたま話題がリストラの話しになったので、これ幸いと川柳をもちだした。

「私、最近川柳に関心をもっているのですが、先日リストラに関係がある句をみつけましてね。

窓際もせめて行きたい南側

というのですが、やや淋しいですね。ただ、会社をやめてしまうと、もっと淋しくなるらしく、

窓際の頃が懐し窓の外

というのもありました」

二人で笑って、緊張が解けた。

ユーモアのセンスは自然に身につくところと、それなりに努力しなければならないところがある。

私はできるだけ多くの川柳を記憶し、適当な場所でタイミングよく出す努力をしている。

ひとの多面性と親しくなる

川柳の三要素は、おかしみ、軽み、穿ちであることは前に述べた。この中でももっとも大切なのはおかしみである。いくら穿ちがきいていても、面白くなければ川柳としては失格である。多くの句に接していると、面白さがさまざまな要素から成り立っていることがわかる。面白いと感じる、その理由がいくつかあるということだ。また、面白さというのは、かなり個人差があり、ある句を面白いと感じる人と、そうでない人がある。たとえば、

犯人の名前に親の夢を見る

という句がある。これは穿ちを中心にした句だ。親の夢を託した名前（たとえば正義のような）の犯人の記事を見ると、複雑な思いがする。この句は面白いと感じる人とそうでない人とに分れる。

しかし、

子にそそぐ妻の期待と僕の金

となると、面白いと感じる人がぐんと増える。

多くの句に接してみると、それを分類したくなる。これは悲しい私の性質かもしれない。面白ければそれでいいではないかとも思うのだが、面白さを分類することに、面白さを感じてしまうので仕方がない。今回は、私流の川柳分類につきあっていただきたい。

矛盾

矛盾や、普通と反対のことに面白みを感じるのは人の常であるらしい。実際の体験談だが、友人の見舞いに花束を、と駅の花屋に寄った。珍しく造花のみを扱っている店だったので、出ようとした時、中年婦人が店に入って来て、花に鼻を近づけ、こともあろうに、「まあ、いい匂い」といった。これは面白いと句にまとめたのが新聞に採用された。

いい匂い客が造花の鉢に言い

誰もが経験していることは共感をよびやすい。選挙のたびになんとかならぬかと思っていると、

ご迷惑お掛けしますと音量上げ　（いとうしん）

という句にお目にかかってにやりとした。

常々おかしいと思っていたことだが、外国の有名な政治家とのインタビュー記事が新聞に載り、「本紙独占インタビュー」とある。ところが、全く同じ記事が他の新聞にも載ることがある。そのからくりが分からない。

独占の会見記事を各紙載せ　（中山源司）

という変なことが起こる。

主客転倒も笑いを誘う。

来年があるよと落ちた子に言われ　（渡辺史郎）

どうもこのごろは、試験の失敗は当人よりも親の方が受け入れにくいようだ。誰でも経験したことがあり、すぐにうなずけて、しかもそれが矛盾をはらんでいるようなことは、川柳の題材になりやすい。歯の治療は誰もが経験し、誰もが嫌なのでよくとりあげられる。たとえば、

口開いているのに歯医者話しかけ　（斎藤　修）

そのほか矛盾をついた句に、

補聴器を忘れた方とアナウンス　（秋村正隆）

山の湯でマグロの刺し身ハムサラダ　（渡辺照男）

というのもある。

人間の建前と本音の矛盾も川柳のネタになる。

お立ち寄る筈がないから書いておく　（加藤こういち）

見　栄

人間はどこかに必ず見栄を持っている。広辞苑で「見栄」を引くと、「他人を意識し、自分をよく見せようとすること」とある。見栄そのものが穿ちに通じる面を持っている。ちなみに「穿ち」を引くと、「普通には知られていない裏の事情をあばくこと。人情の機微など、微妙な点を巧みに言い表すこと」とある。見栄という言葉をそのまま使った句に、

適当に見栄を残してメロン食べ

という句がある。「見栄を残す」という表現がたまらなくうまい。

これとほとんど同じ流れの句だが、

よそで食うスイカの皮には色残し（池田　毅）

というのもある。

男性がネクタイやスーツを選ぶ時、女性が服を選ぶ時、見栄が見え隠れする。少し派手かなと迷っている時、店員が「これなどいかがでしょうか」と持ってきた服を見ると、かなり地味。そこで一句、

店員の勧める服が地味でしゃく（岸やよい）

有能な店員は客の見栄を適当にくすぐる。「こちらのがぴったりだと思いますが、ご予算を少しオーバーしますね」といわれると、このぐらいのオーバーが払えないとでも思っているのかと、つい見栄が出て、高い買い物をしてしまう。

ベテランの店員は客の見栄にうまくつきあう。客が期待するような返事をすることで商売が成り立つ。

たとえ、**ハデかしら返事知ってて聞くお客**（大岡秀代）であっても丁寧に取り扱う忍耐が要求される。

観察

鋭い観察がよい句を生む原動力であると思う。五七五にまとめてやろうという意気込みで物事を観察していると、思わぬ発見をすることがある。それを素直に句にすればよい。私の初当選句は、

駅員の白い手袋何のため

だが、鋭い観察の結果とはいいがたい。未だになぜ当選したのかよくわからない。

いわれてみればなるほどそうだ、よく観察しているなあ、と感心させられる句を紹介する。

分譲地合戦めいた旗を立て（田沢玄太）

「合戦めいた」という表現が面白い。

焼き芋屋軍手の先が切ってあり（笠谷利男）

最近はとんと焼き芋を買わないが、昔を思い出すと、確かに先が切ってあった。

思わず吹き出したのが、

坊さんは頭回して汗をふき（山田利治）

なぜだかわからないが、確かに独特のふき方だ。

そういわれれば、そうだなとうなずかされるのが、

サクランボぶらぶらさせてから食べる

本棚を背に映るのが学者さん　（戸村　翠）

の二句。

中には、川柳とも俳句ともつかない句がある。

釣りざおと帽子が進むススキ原

ほのぼのとしたきれいな句だ。

表　現

表現の仕方で面白みを出している川柳も多い。たとえば、

香水に手足を付けたような人

という句がある。香水がきつすぎて頭がいたくなった経験がある人は多いと思うが、香水に手足をつけるといういい方はとてもユニークで成功している。

物を擬人化しておかしさを誘う句もある。たとえば、

和菓子君過保護のオベベ着せられて　（渡辺茂夫）

などはその典型例だ。和菓子が仰々しく包装されている様子を過保護のオベベと表現したのがこの句の真髄だ。

乾電池枕並べて命つき

少し怖い句だがやはりうまい表現だ。もうひとついわゆる擬人句を紹介する。

交番の前の信号威張ってる　（松本　章）

そういわれてみれば、そんな気になるところがこの句のよい点だ。

誰でもが眺めている風景も、表現の仕方ひとつで味のある川柳になる。たとえば、

マンションはパズルのように灯がともり　（梅村佑一郎）

などがそうだ。

おでん屋の釣り銭湯気を越えてくる　（遠藤きみ子）

庶民の観察の細かさと湯気を越えるという表現が素晴らしい。

来賓のように松茸店に置き　（国分まさ枝）

にも庶民の目がそそがれている。

川柳は庶民の文学であるといわれるが、このように句を分類していても、そこに正直な庶民の心が反映している。

風邪に寝て母家中の朝を聞き　（溝江　豪）

家中の朝という表現がいい。平凡で平和な庶民の日常生活が浮かんで、ほのぼのとした気分になる。

真　実

真実を鋭くついて、そこからおかしみを引き出す句もある。そこには人間の本音が現れる。

カラ出張ホントに行けばもっと無駄　（金田余心）

最近の政治や行政のいい加減さをみると、こんな句もつくってみたくなるのであろう。ホント、ホント、私にも同じ経験がありますよ、と皆で共有することができることの中におかしさを感じることもある。たとえば、

地下鉄を見当で出てとんだ場所　（神田きみ子）

という句がある。私などまったく納得だ。講演の会場へ行くのに、この出口だろうと見当をつけて、地下鉄を出たところ、とんだ場所で、雨の中かなりの道のりを歩いて、ギリギリ間に合った苦い経

験が鮮やかによみがえった。続いて乗り物に関係する句だが、

乗れたあと乗せまいとするラッシュ時　(西垣繁雄)

というのがある。人間は限りなく自己中心的だ。発車間際の満員電車にやっとギリギリ一人分のすき間を見つけて、乗り込んだ。後から二、三人乗ろうとして盛んに押してくる。こんな時、自分はもう一人乗せてあげようとして、中へ進もうとするだろうか。それとも、乗せまいとして、今いる場所にとどまろうとするだろうか。人間の本音は後者であることをこの句は示している。こんな句もある。

内緒よと告げ口をするこの快感　(宮本踏石)

ここだけの話だけど、と前置きして誰かにうわさ話をし、相手が驚く様子を見るのは快感だとこの句はいっている。多分尾ひれがついてあちこちに広がるだろうことは本人も想像しているが、告げる快感には勝てない。

できれば隠しておきたい本音の部分をえぐり出すような句が続いて、読者の皆様をやや疲れさせたかもしれない。しめくくりにホッとするような可愛い句を紹介する。

先頭を見たことがない蟻の列　(持田秋広)

ゴルフとユーモア

早いもので大学に移ってからもうすぐ五年目に入る。五十三歳のとき、大学で「老いと死」を教えないかという話が持ち上がった。ずっと臨床の畑を歩き続けてきたし、これからもホスピスの場で臨床をと思っていたので、なかなかスッとは乗れなかった。この歳でキャリアを変えるのは人生の誤算[53]ではないかと思った。いろいろな人に相談をした。友人の一人がこれは誤算ではなく、ゴーサイン[53]だと思う、と言ってくれた。これがいたく気に入って、決断した（もちろん、これだけで決めた訳ではないが）。

次の年は虎視眈々[54]と、大学の様子をうかがっていたが、五十五歳になって、とにかくゴーゴーと前向きにやる以外にみちはないと結論づけ、かなりがむしゃらに頑張った。一年で疲れと運動不足を痛感した。何か運動をしなければとの思いが強くなり始めた頃、昨年秋に亡くなられた金子仁郎先生（私の大学時代の精神科の教授で、初代の日本死の臨床研究会代表世話人）の強いお勧めでゴルフを始めた。五十六歳で少しゴロゴロ《五六五六》する必要を感じ、ゴロゴロとボールをころがし始めた訳だ。

　私とゴルフはイメージが合わぬらしい。なぜだかよくわからないが、同窓会で、「へー、柏木がゴルフを始めたのか。世の中も変わったなー」と言った友人がいる。ゴルフで世の中を変えるつもりは毛頭ないのだが。実は私自身もやや驚いている。自分がゴルフをするなどこれまで想像すらしなかった。人生には三つの坂があるそうだ。いろいろなことが上手くいく上り坂。逆に何をしても上手く運ばない下り坂。それに思いもかけないことが起こる「まさか」である。そういう意味では私のゴルフは人生の第三の坂なのかもしれない。

　何かと忙しくしているので、それほどたびたびはコースに出られない。せいぜい月に一、二回である。しかし、練習場には週に一度は行く。特に教授会の後は必ず行く。長い報告を聞いていると頭が輪で締めつけられるような感じになる。この輪をとるには打ちっぱなしが効果的だ。幸い大学から車で三分の所に練習場が最近できた。腕前はたいしたことはなく、最近やっと百を切ることが時々という程度だ。ゴルフ仲間がお世辞で、始めて二年にしてはまずまずだなどと言ってくれるが、教授会のおかげだと思っている。

前置きが長くなったが、本題のゴルフ川柳に移っていきたい。川柳は庶民の文芸といわれる。ゴルフも最近では庶民のスポーツになりつつあるのではなかろうか。その証拠に新聞の川柳欄にゴルフの句がかなり見られるようになった。たとえば、

継続は力でないと知るゴルフ

という句がある。長年続けてしていても、なかなか上手くならないということだ。それだから面白いともいえる。すぐに上達するようなものであれば、これほど人を引きつけないであろう。

始める前はゴルフのどこが面白いのかわからなかった。ボールをたたいて穴に入れるだけではないか。しかし、よく考えてみると、スポーツは皆単純だ。野球はボールをバットで打つ、テニスはラケットで打つ、バスケットはカゴに入れるだけだ。しかし、人々はそれに熱中する。好きな人にしかわからない魅力がある。ゴルフの魅力は何といってもいいショットが出たときのあの感触だ。釣りで魚がかかったときのあの手ごたえに似ている。一緒に回っているキャディーさんが褒めてくれると、ことのほかうれしい。しかし、時には、

下向いてナイスショットと言うキャディー

といった人もいる。患者さんの顔を見ないで診察をする医者に似ている。どんなキャディーさんに当たるかで、スコアーが変わるときがある。相性も大切だ。私は親切で一生懸命な人がいい。確かにこのあたりに飛んできたはずなのに、なかなかボールが見つからないときがある。そんなときには一緒に探してくれる人がいい。そして、自分が見つけたとき、思わず、「ここに居ました」と言うような人がいい。

居ましたとボール見つけたキャディー言い

いいショットが出るかどうかは、もちろんキャディーさんのせいではなく、自分の実力にかかっている。ティーグラウンドに立ってコースを見ると大体どこをねらって、どのような球筋のボールを打てばよいかはイメージできる。私のゴルフ仲間（川柳仲間でもある）の句に、

打つ前のイメージショットはプロ並に

というのがあるが、まさにそのとおりで、イメージだけはすばらしいのだが、現実は大違いというのがアマの通常だ。

目の前に池がある。イメージショットは池を越えてはるか向こうのグリーン近くに届くはずだ。そう信じて懸命に打つ。やや力が入り、見事なミスショット。ボールは池の真ん中にポチャ。典型

的な池ポチャだ。気を取り直して、グリーンを狙う。イメージは、高く上がったボールが直接グリーンに乗り、少し転がってピンそば一メートルにとまるショット。現実はボールの手前をたたき、距離が延びず、グリーン手前のバンカーへ。まさにイヤーンバンカー。脱出するのに二度たたく有り様。こんなことを繰り返していると、川柳でも作って自分の下手さかげんを笑い飛ばす以外にみちがなくなってくる。そこで一句、

砂遊びし過ぎてしばらく水遊び

ゴルフはメンタルなスポーツだとよくいわれる。実際プレーしてみるとこのことがよくわかる。反省し過ぎると次のショットに響く。終わってから「もし」あのとき、あのショットがOBにさえならなかっ「たら」、百を切れていたのになどとよく思う。しかし、

「もし」と「たら」実現すればみんなパー

になるはずだ。

ゴルフは確かに贅沢なスポーツだと思う。それゆえあまりおおっぴらにせずに楽しんでいる人もある。先日一緒に回った某社の部長さんは、その日は出張ということになっているらしかった。もし部下にでも発見されたら、

出張の部長見かけたゴルフ場

ということになるのであろう。

私も、

病欠の教授見かけたゴルフ場

というようなことにならないようにしたいと思っている。

哀しみを吹き飛ばすユーモア

「人生は重荷を背負って坂道をのぼるようなものである」と古人は言った。人生にそれほど楽しいことは多く起こらない。平凡な、地道な、やや哀しく、やるせない日々の集積が人生なのかもしれない。このことを実感しているのがサラリーマンであろう。

最近、友人が『平成サラリーマン川柳傑作選—第八集、八つ当り』(講談社)なる本を送ってくれた。哀しみや、やるせなさをユーモアのセンスで吹き飛ばして、力強く（時には開き直って）生きているサラリーマンの姿に感動した。

哀しみや、やるせなさは自分に向けられる場合もあるし、上司や家族に向けられる場合もある。分類好きの筆者が右記の本に掲載された句の中から「うまい!!」と思うものを選び、サラリーマンの哀しみとやるせなさの分類を試みたので披露したい。

やるせなさを笑いとばす

組織の中で自分の存在の重要性を認識することができない時、人はやるせなくなる。組織の大きな歯車の一つとして回転している時、自分の重要性をはっきりと認識することは難しい。

今日帰り今日寝て今日起き今日出勤　（熱血漢）

というような生活で頑張っているのに認められない。疲れがたまり、たまには休みたくなる。決心して休んでも、

ずる休みしたのに誰も困らない　（薄影）

ということになるのである。

職場であまり期待されない自分が哀しく、せめて家庭で自己実現と思うが、現実には、

わが家では子供ポケモンパパノケモン　（万年若様）

ということになる。たまったストレスは上司にぶつけるに限る。直接ぶつけるわけにはいかないので「上司ネタ」と呼ばれる多くの川柳が生まれる。

〈上司をこき下ろす〉

からだより態度で示せ太っ腹　(但野《ただの》デブ)

管理職ハンコがあれば留守がいい　(狭山茶薫)

とはいってみても宮仕えの身、いろいろと気を遣う。

入院の部長を見舞うあみだくじ　(虞美人草《ぐびじんそう》)

運動会抜くなその子は課長の子　(ピーマン)

こちらが気を遣っているのに上司は仕事を押しつけるだけ。腹が立つのは、表面的にはいたわるようなことを言いながら、その実は…

頑張れよ無理をするなよ休むなよ　(ビジネスマン)

休暇とれ五時には帰れ仕事せよ　(時短推進委員)

となる。

偉そうにしている割には世の中の流れにはなかなかついてこられない。常識的な言葉がわからない。

Tバック俺にもくれと湯呑出す　(吉北八太郎)

ことがあったり、

F1を1階フロアという課長　（なるほど）

がいたりする。パソコンにも弱く、

ウィンドウズ窓はあけたが閉められず　（ドロボー）

そのたびに部下を呼ぶ。所詮職場では憩いを求めるなんてことは無理。やはり心の慰めは家庭と思いたい。しかし、現実は厳しい。

〈配偶者を愚痴る〉

新婚当時はともかく、しばらくたつと配偶者は変化する。

いい家内十年経ったらおっ家内　（自宅拒否症）

のように。

配偶者の中に図々しさとふてぶてしさを見て、愕然とする。たとえば、

まだ寝てる帰ってみればもう寝てる　（遠くの我家）

日曜日起きてる妻にやっと逢え　（善ちゃん）

ということになる。

共稼ぎの場合は家事の負担も馬鹿にならない。

サラリーマン家に帰るとさらあらいマン（働きものの亭主）

という羽目になる。後片づけはまだ許されるとして、

おーいメシできましたよと妻を呼ぶ（飛の助）

となると、やるせなさを通りこして、切なくなる。たまたま少し存在感を感じかけたら、

「ゴハンよ」と呼ばれて行けばタマだった（窓際亭主）

とはつらい。

結婚生活が長くなり、配偶者がいわゆる「おばさん」になってくると、

家事をせず口つつしまず化粧せず（明目野達人）

となる。そしてついに、

「妻」の字が「毒」に見えたら倦怠期《けんたいき》（FA宣言できない夫）

となる。

サラリーマンといえば文字通り男性を思い起こすが、ＯＬのストレスも高まっている。しかし、

彼女たちのストレス発散法は川柳よりもむしろ食べることらしい。

〈OLは食べる〉

「ストレス食い」という言葉があるが、その結果だろうと思える体型の方をよく見かける。多分ダイエットをして、何とか減量をと思っておられるのであろうが、現実には、

ダイエットグラムで痩《や》せてキロで肥《こ》え　（痩鯛《そうちょう》）

というところであろうか。

ピアスまではずしてはかる体重計　（乙女の祈り）

といった苦労をしても、

やせてやる!!コレ食べてからやせてやる!!　（栗饅頭之命《クリマンジュウノミコト》）

というような態度では減量は無理である。むしろ、

太るならおいしいもので太りたい　（美食家）

というほうが正直で好感がもてる。

〈男も食べる〉

食べることでストレスを発散させようとする傾向は、男性にもある。しかし、男性の場合、そこに何となく哀愁がただよう。

朝立ち食い昼ほか弁《べん》で夜屋台《やたい》（しがないサラリーマン）

といった具合である。生活が不規則になりやすく、健康状態も気にかかる。

食べて糖飲んで血圧吸えばガン（棒観人）

というわけである。せめてもの楽しみにボーナスで奮発。

賞与の日廻らぬすしを食べてみる（細身のマドンナ）

ことにする。しかし、不況の風は肌に冷たい。年末まで働く必要がある。今ごろは一家そろって年越しそばを食べている家庭もあるだろうなあと思いながら、

大みそか今日もホームでそばを食う（のびた）

のはいかにも切ない。

子どもへの期待

会社も妻も自分の慰めにならないと知ったサラリーマンは、せめて心のよりどころを子どもに求めようとする。子育てには期待と不安が入り交じる。

バット持つこの子は不良か一億か　（ウォルター）

といった具合である。しかし、多くの場合、

イチローを越えたと二浪の息子言い　（ながしめ監督）

というのが関の山である。まさに、

親の希望《ゆめ》つぎつぎ消して子は育つ　（月峰）

のである。子育てにはお金もかかる。実感として、

甘かった子供三人スネ二本　（三児のあなた）

ということになる。時には、

松茸はおいしくないよと子に教え　（よみびとしらず）

ることも必要になる。そして、

夢をくれ地獄もくれたかわいい娘《こ》　(友邦)

という人生の現実に向かい合わされる。

定年後への期待

会社と子育て中の家庭からは慰めを得られなかったサラリーマンは、定年後の生活に夢を託す。妻と二人きりでのんびりと老後を過ごしたい…と。さて、現実は、

義歯《ぎし》となり還暦《かんれき》夫婦噛《か》み合わず　(恵)

ということになる。静かな生活に娘が帰ってくると、

物かくせ今日はむすめの里帰り　(親馬鹿チャンリン)

といった日もある。唯一の慰めは孫の存在であろうか。

入歯見て目もはずしてとせがむ孫　(ハッスル爺さん)

の成長を楽しみに、元サラリーマンは年を重ねていくのであろう。

以上、「サラリーマン川柳」に収められている句を私なりに分類してみたが、哀しさを吹き飛ばす

ユーモアのセンスに感動した。その感動の源泉はサラリーマンという枠組みを越えて、一つひとつの句に表れている人間の強さとしたたかさに対する私の共感かもしれない。その強さを支えているのがユーモアだとすれば、ユーモアは生きていくうえで欠かすことができないものということになる。

ほのぼのとさせるユーモア

若い頃はそうでもなかったが、五十五歳を過ぎてから、妙に言葉にこだわるようになった。先人の研究によると、言語機能のピークは七十歳だそうだ。国会議員が、内容は乏しいが立板に水のような答弁をするのは、言語機能だけが発達しているためかもしれない。

ある学会の特別講演を依頼された。先方が選んだ題は「ターミナルケアをめぐって」というものだった。題が気にいらない。だいたい、めぐり始めると、その分野でのその人の働きは終わりに近いとみて、まず間違いがない。せっかく考えてくれた題なので、あえて変えることはしなかったが、ターミナルケアをめぐるほどまだ歳はとっていないつもりですが……、と講演の冒頭に少し嫌味を込めて言ってみた。私の意図が通じたかどうかは定かではない。

話をもとに戻したい。この連載を始めるに当たって、どのような題にしようか、随分悩んだ。結局「ほのぼの川柳」とした。この題は悩んだわりにはすんなり決まったが、これまでの自作の句を見てみると、この題はかなり適確だと思う。病院の週報にここ五年間に載った私の句は約五〇〇であるが、どれをみてもあまりパンチのきいた句はない。穿ちが強いのも少ない。プッと吹き出す句も多くない。もっとも多いのは何となく「ほのぼの」とした句である。ただし、これは本人がそう思っているだけかもしれない。

たとえばこんな句がある。

勝ちを知り安心して観るダイジェスト（新聞当選句）

昼間の実況で阪神が勝ったことがわかっているとき、夜のダイジェストは安心して観ることができる。なんとなくほのぼのとした句ではないか。この句は当選したので一応の評価を得たものである。私は子どものときから、阪神ファンだ。当時、背番号10の藤村という選手がいた。よく打つので大好きだった。銭湯へ行って、空いていれば必ず10番のげた箱へ入れた。空くまで待っていたこともあった。当時のタイガースは強かったが、どうもこの頃はよくない。

タイガーのツメの垢飲めタイガース

とてもいいたくなる。同じタイガーでも、ゴルフと野球では、ずいぶん違うものだ。
自分でもこれはかなりの出来で、この句はきっと新聞に載るにちがいないと思った、いわゆる自信作がある。たとえば、

食卓の愚痴を聴いてるパンの耳

しかし、あてがはずれて不採用。そうかと思うと、自分でもなぜこんな句が当選するのかわからない場合もある。最近の当選句に、

しみるほど効く気がするよ目薬は（新聞当選句）

というのがある。毒にも薬にもならない妙な句だ。ただ、ほんのりとほのぼのとした味わいはあるかもしれないが。

当選はしなかったが自分でとても好きな句がある。

豊かさは明日の休みと空の月

俳句とも川柳ともつかぬ中途半端な句だが、私はとても気に入っている。久し振りに明日は休み。ゆったりと湯船に身をのばして、風呂の窓を見ると、ポッカリと満月。豊かさとはこんなことなのかもしれないと思った。そんなときに浮かんだ句だ。

話は変わるが、川柳には浄化作用がある。わかりやすくいえば毒消し作用だ。失敗した自分や馬鹿な自分を笑い飛ばして、本来の自分に自信をつけるのが浄化作用だ。

こんなにも怒っているのにあくびが出　（新聞当選句）

私自身の経験だが、なにかほのぼのとした浄化作用のある句だと思う。（やや、自画自賛の傾向あり？）

ヘエーと思うような他人の行動がほのぼの川柳の題材になることもある。

缶ビール振ってから飲む変な奴　（新聞当選句）

新幹線の中で実際に見かけた光景。きっとジュースと間違えたに違いない。噴水のような水（ビール）しぶきが窓を直撃した。

川柳は必ずしも現実の体験談に基づくものだけではない。こんなことがあれば面白いだろうなと思えることをまとめた句もある。たとえば、

相席を頼まれイヤと言った彼　（新聞当選句）

という句がある。これは私の実際の体験ではない。しかし、こんなことが実際起これば面白いだろうなと思って句にしたものだ。想像句とでも呼べるかもしれない。大切なことは面白いことと、

実際に起こりそうなことを取り上げるということだ。たとえば、

金星にじいちゃんテレビへふとん投げ

などいい例だ。実際に起こりそうではないか。

もう一つ想像句を紹介する。

満票だあの人自分に票を入れ　（新聞当選句）

どのような場面での出来事かは読者の想像にまかせる。

しかし、実体験に基づく句のほうが、やはり人を納得させる。「ウンウン、ソウソウ、それわかる！」

といった句を目指したい。

火災ベル時にはホントのこともある　（新聞当選句）

火災ベルはほとんどの場合誤報だ。しかし時には…。

静寂を破るカメラの巻き戻し　（新聞当選句）

静かな会場で、自分のカメラのあの音で回りに気を遣ったことも、また、他人のカメラで嫌な思いをしたこともある筈だ。

日常生活の何気ない体験も五七五にまとめると、ほのぼのとした川柳になる。たとえば、

月曜日隣家の目覚まし鳴りやまず　（新聞当選句）

という句がある。私の実体験だ。日曜日夜遅くまで起きているためか、月曜日独特の起きにくさのためか、隣りの目覚ましがなかなか鳴りやまず、こちらが起きてしまうという体験を句にまとめたものだ。

実体験句をもう一つ。駅のホームで深々とお辞儀をされた。誰かよくわからなかったが、私もあわてて頭を下げたところ、その人は靴の紐を結び始めた。そこで一句、

挨拶と思えば靴の紐結び　（新聞当選句）

「ほのぼの川柳」のもう一つの要素は小さな矛盾や少しの「ずれ」だ。矛盾や「ずれ」が大きすぎると、ほのぼのさが損なわれる。こんな句がある。昨年入院したときの体験だ。

見舞客身の上話して帰り

さらにこんな句もある。

いい人と言われ続けて出世せず

あまり「ほのぼの」とはいいがたいかもしれない。

言葉の矛盾で面白さを出した句を三つ紹介する。

筆舌につくしがたいとよくしゃべり
かくし味もろに表に出た料理
訳あって訳のわからぬ顔をする

少しはほのぼのとした気分になっていただけただろうか。

【第二章】——ユーモアは癒しと救いを誘《いざな》う【対談——時実新子】

●時実新子

川柳作家・エッセイスト。一九二九年一月二三日岡山県生まれ。月刊「川柳大学」主宰。一九七六年三條東洋樹賞、一九八一年姫路市民文化賞、一九九五年神戸新聞文化賞をそれぞれ受賞。

主な著書に、『有夫恋』『花の結び目』『じんとくる手紙』『愛走れ』『時実新子全句集一九五五～一九九八』などがある。各紙誌の川柳投稿欄の選者として、あまねく川柳の普及に献身している。

ホスピスで過ごす極楽

柏木　私が時実さんのお母さまを看取らせていただいたのは…。

時実　母は森初枝と言いますが、膵臓がんで平成三年七月に亡くなりました。八三歳でした。二か月ほどお預かりしますと柏木先生がおっしゃいまして、あとは若い先生に診ていただきました。

柏木　そうですか。二か月入院されている間に、ご家族と何度か私はお話をしましたでしょうか？

時実　いえ、私は最初だけしか先生にお目にかかっていないんです。私には姉がおりまして、何かで判を押さねばならないような時は、姉が森という判子を持って行きます。私は外へ出た人間ですから。

柏木　それで、やっとわかりました。私は、一回では自信がないんですけれど、数回ご家族としてお話をさせていただいたら、だいたい覚えています。時実さんが私の病院の山本先生のことを書いておられる「白衣の白さが目にしみた」（『父さんごめんね母さんごめんね』講談社、一九九五年）という文章がありますね。

時実　ピリッとした白衣のホスピスの先生方、看護婦さんは薄いピンクの看護服の美しさがすごく印象に残っています。それで緩やかな音楽が流れて、極楽とはこういう所かと思わせていただきました。看護婦さんに私の本を読んでくださる人がいらしたのを覚えています。

柏木　二か月入院されて、少なくとも何回かご家族にお会いしていたら必ずそのご家族を思い出しますが、お会いしたのが一回だけだと、思い出せなくても私は自分を許せるわけです(笑)。四か月の間にホスピスは何度お越しになりましたか?

時実　数は覚えられないほど行きました。母が最期の時に、「お泊りの用意でお越しください」という お電話がありまして、それが非常に印象的でした。そして、ホスピスへ行くと、母は病室から和室のほうへ移していただいておりました。

まず、入院していた二人部屋のほうに行ったところ、ベッドにぬいぐるみが座っていて、間に合わずに母は死んでしまったかと思いました。看護婦さんにお聞きしましたら、和室で静かにお休みですとおっしゃいました。その晩、母を真ん中に、姉と私と川の字で休ませていただいて、その翌日の昼ごろでしたか、旅立ちました。そばに二人いるのに、母が亡くなったことに気がつかなくて、モニターを見て先生がバタバタといつになく走っていらっしゃいまして、「ご臨終です」

とおっしゃったんです。

柏木　それほど静かに旅立たれたんですね。

時実　ええ、本当に静かでした。先生が二か月お預かりしますとおっしゃったその日に旅立ち、出産予定日でも一週間ぐらい早かったり遅くなったりするのになんというか、ごめんなさい、手際がいい（笑）。

その最期の日、エレベーターの中で患者さんの家族の方が話をしてらっしゃるのを耳にしました。小さい声で、「お宅は今日ですか」、「いいえ、私のところは明日です」と。そこまでわかるの？と、それもショックでしたね。なにしろホスピスが初めてなもので、いろいろ考えさせられました。みなさんお見舞いに来られて、親しくなられると、そういう会話はしかたないかなと思いました。でも私、「お泊りの用意で」とおっしゃったときも、まだその晩母が旅立つとは信じられなくて…。一度、病院の和室に身内でお泊りなさいということだろうと、ありがたく思って駆け付けたわけです。当時は、神戸から新大阪まで見舞いの度にタクシーを使いました。

柏木　高くつきましたね。

時実　病院の費用は老人保険などで助けてはいただきましたが、タクシー代がとんでもなく…。

当時、親と姉は大阪の茨木市に住んでいて近いんですが、私は神戸でしたので。
本当にあんなによくしていただいて、私もぜひホスピスに…。

柏木　もし順番が狂わなければ頑張らせていただきます（笑）。

時実　歳からすると、一〇年ほど先生より早く逝くことになります。しかし、年の順は時々狂いますから（笑）。

柏木　淀川キリスト教病院のホスピスで看取らせていただい患者さんの平均年齢が六三歳なんです。不思議にだいたい全国のホスピスでもそのくらいなんですね。若い方もおられるし、もちろんお年寄りもおられますが、私はあと一年で、ひょっとするとお先に失礼するかもしれません（笑）。

おぎゃあの約束

柏木　今日どうしてもお聞きしたいことがあります。この対談の仲立ちをしていただいた田村(注)さんですが、ご主人を亡くされて川柳でずいぶん支えられたということを書いておられます。そのことから感じるのは、夫を亡くした人でないと作れない句があるということです。川柳というのはプッと吹き出したり、おかしい、おもしろいという部分がふつうあります。それ以外に、「支えられる」ということがあると思うのです。私の「ほのぼの川柳」にも、それによって私自身が支えられている部分があるのかなと思ったのです。

時実　癒しにつながるんですね。私もこれまでずいぶん辛いことがあり、川柳がなかったらとっくに死んでいたと思います。本当に私、川柳は命の恩人みたいな感じがします。

柏木　そういう意味で、川柳があるからと今おっしゃったのは、川柳にはユーモアがあるからというのとはちょっと違うんですね。

時実　喜怒哀楽、つまり誰にも言えない思いを全部出せるというのが、今の川柳ですね。先生の「ほのぼの川柳」は、喜怒哀楽のなかでも、「私、嬉しい」、「そう、よかったですね」という関係だと思います。憤り・悲しみは、自分で吐いて癒すしかない。カタルシスです。そして、この二

（注）田村ひろ子（たむら・ひろこ）　一九六六年京都女子大学卒。大学在学中よりラジオ、テレビ、舞台に出演、フリーアナウンサーとなる。一九九三年より時実新子の指導を受け川柳を始める。

つがもっとも材料になりやすいんです。喜・楽はむずかしい。それを先生は、いきなり「ほのぼの」へいかれている。この「ほのぼの」というのは、なかなか到達できない境地なんです。

柏木 いやあ、やはり私は奥が浅いと、自分自身思うんです。

時実 申し上げてよろしいでしょうか。わざわざ私のように土壺に何回もはまるような人生をお選びになる必要はないと思います。科学者の先生に叱られるでしょうが、「おぎゃあ」と生まれたときに、すべてが決まっていると考えると、ずいぶん楽に生きられます。「おぎゃあの約束」と私は言っています。つまり、あがこうがどうしようが、もう「おぎゃあ」と言ったときにその人の生きる長さや、何年何月何日にどのようなかたちでどこで亡くなるまで決まっていると、私は無理にも考えているんです。そうすると親と別れたときのつらさも、子どもに先立たれた逆縁の親御さんも、これは約束事だったと、あきらめがつくのではないかと。これは、医学や科学を飛び越えた話ではありますが。

私は五歳のときに、何度も命拾いをしたそうです。三〇歳くらいになって、親鸞の『歎異抄』を読んで、悪人正機説を知り、ややこれにちかいと思いました。自分で生きているという感覚が今もなく、生かしていただいているという感謝の思いが常にあります。こんなに雨風がひどい今日だって、先生にお会いできるのでありがたいんです。これも「おぎゃあの約束」ですわ（笑）。

それが私の川柳にも表れています。田村さんは、カルチャーの教室をひらく話で私の自宅までおいでになりました。再婚した夫が直腸がんの最初の手術で入院していたときでした。がんの告知でつらかったときに、田村さんがおいでになったので、「いや、せっかくですが私自身が落ち込んでしまってだめ」とお断わりしました。

そうしたら田村さんが、コロッケ一個とかうどんの玉一つとか、非常に小さな小さな贈り物を並べてくださって、「先生、召し上がらないとだめですよ」って。初めてお目にかかるのになんと親切な方だと思いました。田村さんは、「実は…」とおっしゃって、「私の夫も九年間、がんと闘っています」とおっしゃいました。それで抱き合って泣き、それから教室を引き受けて今もやっております。

柏木　たとえば、

歩けない遮る人が消えました

という句（『途中の駅―田村ひろ子川柳集』一九九九年より）などは、表現することによってなんとか自分を保っていこうとする心の表れみたいな気がします。

時実　おっしゃるとおりです。九年もの介護でいらっしゃいましたから。そばで見ていて、徐々に徐々に彼女の気持ちは健気になっていかれましたが、けれども現実としてご主人の消えられた場合、やはり…。

柏木　もう一句、

家中の光り灯して足りぬもの

これもすごくいい。

時実　いい句です、心のままを素直にお出しになって。私との出会いがきっかけで彼女は川柳を始められ、まだ日は浅いのですが、とてもいい句集としてまとめられています。

ユーモアが培われた背景

柏木　マイペースで話を進めて申し訳ありませんが、時実さんが書かれた書籍（『川柳を始める人のために―新子の川柳入門』池田書店、一九八九年）を読んでいたんですが…。

時実　もう改訂版が何回も出ていますが。

柏木　その中で、江戸中心の古川柳には、「うがち」、「かるみ」、「笑い」の三つの要素があると述べておられます。ただ、川柳が時代とともに進んでいって、これらの要素だけでは物足りなくなってきた。そこで現代川柳は、「危機感」、「意味性」、「意外性」とか、もちろん「遊びの心」とか、いろいろぜんぶ入っていいとも書かれています。私はその人がもっている色合いのようなものを出せばいいと思うのです。それでいいんでしょうか?

時実　よろしいですとも。先ほども申し上げたように、わざわざ深刻になったり、わざわざ不幸になる必要はありません。先生は、お心が温かくて、本当に「ほのぼの」なんですね。

柏木　今日この話をするつもりはなかったんですが、自己開示を勉強している人がいます。自分を開き示すという自己開示です。自己開示ができるか、できないかがかなり人間関係を深めることのできるポイントですが、人は開示できにくい部分ってありますよね。

たとえば、自分を川柳として開示する仕方もありますし、対談の場面で自己を開くこともできます。思い切って自己開示をしますが、私、自分の人生を振り返ってみると、かなりつらい境遇で育っているのです。

時実　そうですか…。信じられませんが。

柏木　つらさをユーモアで吹き飛ばすということがあると思うのですが、自身自分を振り返ってみると、つらい過去があって、そこをがんばって通り抜けたところが少しあります。ここで自己開示をさせていただきたいんですけれども、実は三歳のときに父を亡くしました。それから母一人、子一人で育ちました。母は看護婦をしながら私を育ててくれましたが、本当に寂しく、つらい少年時代を送りました。

時実　お母さまが看護婦さんですと、夜もいらっしゃらないこともありますね。

柏木　それもありますし、今も看護婦さんは給料が安いですけれども、当時はめちゃくちゃ安かったんです。ですから、貧乏人の息子ということで、非常に寂しい思いをしました。そして、中学生のとき図書館で背に『ひとりっこ』というタイトルのある本をみつけました。中を読むと、「犯罪者になりやすい、自殺の傾向が非常に強い」など、ひどいことが書いてありまして…。かなり偏見のある著者だったと思いますが。

時実　そうですよね。

柏木　今から考えると、著者名などメモをとっておけばよかったと思います(笑)。こういうことになってはいけないという反面教師みたいな本で、それから一生懸命勉強しました。

時実　絶対に医者になろうと思われたのですね？

柏木　母が看護婦をしていたものですから、学校から帰ると病院に行き、そこはあまり違和感なく、遊び場みたいなところもありました。「よし、頑張って医者になってやろう」と思い、それから勉強を始めました。恵まれた家庭で、それこそほのぼのと育ったわけでは決してありません。

ただ、一生懸命育ててくれた母には、すごく感謝しています。今八八歳で、一緒に住んでいますけれども。それ以降、キリスト教に出会って洗礼を受け、自分の頑張りだけではなくて、やはり私の場合は生かされているという思いがするようになり、人生がとても楽になりました。神さまに生かされていて、お任せできるという気持ちです。

時実　私もお任せです、楽ですよね。

柏木　その中から少しずつユーモアのセンスのようなものが育ってきたように、私自身は自己分析しているんです。

時実　先生ご自身も楽天的な性格をお持ちでいらっしゃいますか？

柏木　信仰をもってから楽天的になりました。

柏木流世相スケッチ

時実　川柳には、どちらかというと代替願望が表れます。つまり、自分にないものが出てくるんです。私の川柳はかなり深刻ですが、講演とか、エッセーは面白い。本人が笑うくらい面白いんです。私自身、かなり明るい性格です。そうすると心に溜まったものが、読者からご覧になるとかなり深く、暗く…。

柏木　それと難しいですね。

時実　私は、そんなに難解ではないですよ（笑）。

柏木　いやいや何回《なんかい》読んでも難解《なんかい》です（笑）。

時実　またあとで、先生とそれについての喧嘩はいたします。私はやさしいことばで平明に、深くというところを目指しています。難解といわれたら、ものすごく屈辱なんです。

柏木　そうですか、すみません。

時実　読み手のほうが、まだお勉強不足の場合があります。私が医学をまったく知らないように、川柳では先生よりは少し詳しいかもしれません。

柏木　それは、そうです。

時実　何を言っていたのか、わからなくなりました。川柳には代替願望が出ますから、「ほのぼの川柳」をいただいて、もしかするとと思いました。ここまでほのぼのとしてらっしゃる柏木先生は、ひょっとしたら、すごい悲しみの沼を渡ってこられた。キリスト教とは考えがおよびませんでしたが、何か信仰か、どなたかに出会われたことでパッとお心に招来するものがあったのではないかと…。

失礼を承知でもっと申し上げれば、たまには人を憎んだり、嫉妬したり、腹立たしかったり、いろんなところでエェーッと思われることがおありのはずなんです。

柏木　ええ、あります。

時実　そこをお出しになられると、先生の川柳は三倍深く、面白くなってきます。先生は人間スケッチがお上手ですが、川柳の中では自分の心をまだ開示なさっていません。ひたすら電車の中などでスケッチされておりますので、柏木流世相スケッチと私は名づけさせていただきました。

たとえば、

駅員の白い手袋何のため

「あれはいったい何のために？」って、なるほどほのぼの笑えます。でも、私は何のためか知っているんです。そこらあたりが面白いでしょ。「出発進行〜」って、運転手さんからみると、白でないとわかりにくい。でも、「何のため」と言われると、かわいいなと思うわけです。

犬寝てる角を曲がれと道教え

「その犬が立ち上がって動きだしたらどうするのだろう？」とおもしろく、ほのぼのします。私は方向オンチなんですが、「あの朝顔の咲いた所を曲がって」とかで覚えます。では、「冬に行ったらどうするの？」そういうのを考え合わすと、とても面白いです。

捨てられず宿の歯ブラシまたたまる

夫と一緒に拝見して、「ほぅ、柏木先生も」と言って笑わせていただきました。夫も剃刀とかいろんなものを何度か持って帰っています。

柏木 剃刀は持ってかえりませんが、歯ブラシはどうしても捨てられない（笑）。

時実 感心したのは、

ウンチだな赤ちゃん急にまじめ顔

赤ちゃんが、ウゥーンとするところをよくご覧になっていていますね。

共通の趣味は入歯を洗うこと

六五歳で亡くなった前の夫を思い出しました。私より一〇歳ほど年上で、入院中のことですが、総入れ歯をなんの抵抗もなく洗ってあげられたのは、やはり夫婦かなと…。

柏木　歯ブラシを共通に使えるのも夫婦だと思いますね。

時実　親子はだめ、きょうだいもだめなのに不思議ですね。それはまた「墓の話」にいったときに申し上げますが、やはり夫婦は「性」でつながっているからです。親子・きょうだいは、セックスがありません。入れ歯がとんでもないところへいきましたけれども（笑）。

捨てぜりふ残して出たが忘れ物

これは面白い。

柏木　これは実体験です。

時実　忘れ物をどんな顔して取りに帰ってらしたか（笑）。

狭いほど美味い気がするウナギ屋さん

これは真理です、広いうなぎ屋は絶対にまずい。

柏木　やはり、うなぎの寝床がいいですね。

時実　相席になったりするうなぎ屋が美味しいですね。

新しいネクタイした日カレーとぶ

軽いけど面白い。人生にも通じますね。

傘の柄のビニールはずす二ケ月目

すぐに外せばいいのに、必ずあれは二か月目に外します(笑)。なんとなくビニールを巻いたまま持ち歩く、このへんは人間をうがって見ておられる。けれどもどこかに先生がいらっしゃるはずなのに、どの句も柏木流世相スケッチから出てらっしゃらない。グゥッと今度は掘っていく方向、ご自分を掘って開示されてはいかがでしょうか。自己啓発の川柳は丹田のあたりからの逆流ですから苦しいですよ。

柏木　掘り出すとつらくないですか?

時実　いいえ、それこそカタルシス、癒しです。私、夫と喧嘩をしたら必ず三〇句はできます。そして、書いたあとでスキッとしているのに、相手はまだ怒っている。ただし、全部いい句ではないので、また砂金を拾うように佳句を拾わなければなりませんけど。だから私、川柳で浄化され、川柳がなかったら今よりもっと悪い人間になっていたと思います。

対等の気持ちと共感

柏木　『愛走れ』（角川春樹事務所、二〇〇〇年）を読ませていただいて、今のお話がぴったりわかるという句があります。それは内部から出てきたものではなく、たとえば、

神経の太い部分で聞く話

これ私の一番好きな句です。相談を受けたり愚痴を聞いたりしたときに、細かい神経で聞いていたらもうクタクタになってしまう。いい加減に聞くという意味ではないけれども、なんか神経の太い部分で聞く術を心得ていないとちょっと大変だぞ、というように解釈しました。

時実　そのとおりです。私は全国に一〇〇〇人ほどお弟子さんみたいな人がいてくださるのですが、川柳の指導どころか、身の上相談、身の下相談で、本当にもう…。ときどき胃が悪い人と足が悪い人と間違え、電話で「胃の具合どう?」と言ったら、「私は関節です」とおっしゃったりして、あわてます。もちろん素人ですから、ろくな答えはできませんけれども、精神科のドクター

のように聞いて差し上げることが度々です。

柏木　癒しにつながっていますよね。

時実　結論は結局、ご自分が出されます。ただただ聞いて差し上げるだけでも、少しは人助けになっているかなと。そういうときの「神経の太い部分」…。

柏木　この句は、今のご主人のことを詠まれたのかどうかよくわかりません。

夫婦ですカラスをハトと言う人と

時実　その句は、今の亭主です。前の夫は、結核で亡くなりました。その人との間には子どもを二人生みましたので「お父さん」と呼んでいました。前の夫は一〇歳ほど年上だったこともあり、すごく私を好きになってくれていた、キザに言えば愛されていて楽だった。

親の勧めで私、一〇代で結婚しました。学校が焼けたために進学の道もあきらめました。私は外科医になりたかったのです。親に追い出されるようにして嫁ぎましたので、私、恋というのを知らないんです。

一五年前に前の夫が亡くなるときに、私の書いたものなど読まない人と思っていたら読んでいまして、「あんたは気の毒だったな」と言いました。「何がですか?」と問うと、「いやあ、好きでもない俺と」と、それから三九年連れ添いましたので、「しんどかったやろうなあ」と言ってくれました。前の夫は、「もう何もしてあげることができないから、自由にしていいよ」と言い、私は二人だけの離婚だったと思っております。

そういうことがありましたので、今度は自分が好きになった人と結婚してしまったんです。このしんどさ！　世の中フィフティ・フィフティで、愛し愛されとはいかないものだなあと…。今度の人は年下なんですが、スキンシップがまったくないので寂しいですね。人間はいろいろと欲が出るもので、二人を足して二で割ればちょうどいいかなと思うのですが（笑）。

そんなことで、その句は今の亭主です。でも、「カラス」を「ハト」と言っても、〝カラス〟なんです。東京弁ですから、よけいきつい。「ハト！　あんたがどう言っても、あれはハトだよ」ときかないから、面白いなと、川柳にしたのです。もちろん、人生もからんでいます。絶対に私に譲らない人で、主導権をとろうとする人ですから。

柏木　「そういう人と一緒に住んでいる」という自分に対する句を作ることによって、いとおしさも表現されていますね。

時実　早く言えば、のろけかもしれませんね（笑）。

柏木　これはきっとお母さまを看取られたときの句かなと勝手に思ったのですが、
そうですかおらくになられましたのね
時実　これは母ではありません。他人さまでないと、そういうことばは出てきません。
柏木　言われたというのではなくて、時実さんがおっしゃったということですか？
時実　はい。ことばには出しませんでしたよ、もちろん。長い老々介護でクックタクタになってらっしゃる方でした。やっとと言うと申し訳ないんですけれども、「やっとお別れの日がきましたね」と、心のなかで言いました。それは介護をする側に対する私のお慰めのことばであり、同時に亡くなられたお方にもよく言うでしょ、「お楽になられた」と。そのとおりで、私の句は難解ではないんです。
柏木　そうですか。難解ではなかったかもしれませんが、次の蛙の句も難しかったものですから。
親もないことだし光れ雨蛙
時実　私は
イボ蛙おまえは美しいのだよ
という句も作っています。虫さんをはじめ、何もかもが自分と同等という目しか、私は持っていません。対人間もそうですが、どういうお方とも対等です。虫や猫や犬やネズミも、ゴキブリさえ私は対等です。だから、「親もないことだし」は私の共感です。雨蛙も一人で八ツ手の葉っぱの上にいましたから、「親もないことだし」好きなことをして、うんと輝きなさいよ、と。雨蛙は、雨が降ったらツヤツヤしますが、雨がなかなか降らないと、あの子も汚れてしょんぼりしてますから。

柏木　「あの子」と言われたのが、すごいですね。

時実　はい、もう同等ですから。総理大臣のところまで行ったことことはないですが、知事室などに行くと、たいていの人がコッチンコッチンになられます。私、それがわかりません。失礼があるかもしれませんが、先生とお目にかかっても別にあがっていないのです。

柏木　雨蛙とあまり変わらない。

時実　そう、一緒なんですよ。だから、昔、ヒッピーとよばれた人たちとも仲良しになりましたし、人間はもとより生きとし生けるものすべて平等です。

　　船虫よおまえ卑怯で美しい

という句も作っています。

柏木　私は淡路島の生まれですが、志筑《しずき》の海岸に古い壊れた難破船が置いてあり、そのあたりに船虫がたくさんいます。

時実　いますね。船虫を見ていると、ザワ、ザワと逃げるでしょ？「おまえ卑怯で、しかし、美しい」という句も船虫への呼びかけで、愛でいっぱいなんですよ。

魂の色合い

柏木　ターミナルケアの現場で働く方々は、やはり精神的にきつい仕事をされております。それで、自分自身を表現したり、ユーモアでつらさを吹き飛ばすようなことは大切だと思っています。『ターミナルケア』誌の「笑いとユーモア」を連載をしているときに、かなり多くの方からお手紙をいただきました。ほっとするとか、ほのぼのとした気分にさせてもらったとか、疲れがとれたとか、つらくなったらときどき連載を読む、などのお便りでした。つまらないから連載はやめようというお手紙は来ませんので、来るのはだいたい「いい」ということを多く書いてくださいます。それだけでは評価にはなりませんが。

時実　先生の連載を読むと、人はやっぱり救われますよ。笑いをもっているのは人間だけですしね。

柏木　そうなんです。我田引水ですが、自分の今までの人生を振り返ってみて、ユーモアが私の最後のテーマになるのではないかと、この頃だんだん思ってきています。だから、川柳そのものより、ユーモアのセンスを深めたいという気持ちがあります。

時実　ユーモアには、必ずペーソスの裏打ちが必要です。バナナの皮を踏んで、滑って、笑うのは、軽い笑いです。そうではなく、笑った後でジワーッと泣けるとか、泣き笑いを含むものがほしい。私がユーモアの句をなかなか作れないのは、ペーソスを考えるからです。

それから、表面の字面はひどくても愛が底流していればいいと思います。ペーソスと愛の裏打ちがある笑いに、ぜひ到達なさってください。

柏木　もうひとつ、川柳を作っていて嬉しいのは、それを見てくださる方と私の思いがピタリと一致したときですね。

時実　小説などの散文は、どなたが読まれても内容をわかってくださいます。けれども、俳句・短歌・川柳などリズムをもった韻文の文体は、読んでわかる人は本当に少ないんです。

柏木　ここに

豊かさは明日の休みと空の月

という句があります。これがわからないという人もいます。

時実　少し飛躍しすぎてはいますね(笑)。先生にとっては、そういう思いで見上げられた空のお月さんでしょうが。

柏木　ところが、だいたい中年の男性ですけれども、この句がいいと思ってくださるのは。

時実　私は魂の色合いと思っていますが、感性がよく似た方はわかり合えるのですね。それと色が違っていても、たとえば私が赤で、先生が青としても、それは混ざる色です。混ざる色の心をみなさんもっていてほしいと思います。絶対に受けつけない、混じらない色がありますが、それだけはもたないようにしようと子どもの頃から思っていました。心の色合い、もっと簡単に言えば、このごろ私が悩んでいるのが相性というか、センスです。センスの違う人とは一〇〇万遍喋ってもピタッときません。ときどき、つらくなることもあります。

私、七〇歳を境にセンスの合わない人とは、無理してまで付き合わないことにしました。センスのあるお方、好きだと思うお方と会っていると、血流の新陳代謝もよくなるような気がします。

柏木　それは一〇年早くて、六〇歳でもよいのではないでしょうか。私はホスピスで骨を埋める覚悟をしていましたが、五三歳のときに大学へ来ないかと誘われました。私は人生の誤算《五三》かなと思いました。しかし、色合いの合う友達と話していて、彼は「それはゴーサイン《五三》だ」と言ったんです。もちろんそれだけで決めたわけではありませんけれども、なかなかいいセンスの持ち主でした。前向きに考えようとした一つのきっかけになりました。

六〇歳では、気が合う群れ《六〇》とだけ付き合う。それまでは気の合わない人でも会っておかないといけないとか、仕事上で今後のことを考えるとこの誘いにはのらなければいけないとか、無理してお付き合いするところがありましたでしょう。

時実　それが社会ですからね。

柏木　ところが、還暦の六〇歳では気の合う人々とだけ群れておればいいのではないかと思うようになりました。実際は、なかなかそうはいきませんが。

時実　先生、六〇代は花の時代ですよ。通り過ぎた者が言うのですから、信じてください。一般的に言えば、五〇代はまだ適齢期の子どもがいて、女性ですとお母さんらしい節度が要る世代のような気がします。けれども、私のように早く子育てなどを終えていると、六〇代はすごく解放された世代です。そこで私もひとり呑気にシングルライフを楽しめばよいのに、五六歳で前の夫と死に別れ、五八歳で今の夫と結婚しました。

二人暮らしは健康にいいですね。私のようなわがまま者は、ひとりだったらけっこう手抜きして食べたりしそうで、健康にも悪い。それとお料理には、誰かに食べてもらう喜びがあります。それでもシングルライフを選ぶか、ダブルにしようかとだいぶ考えました時期もありますけれど、ひとりで二年暮らしたら四〇キロあまりまで痩せました。つまり食べないんです、横着だから。

お酒を飲めないせいもありますが、私はひとり遊びがヘタで、カラオケも、ダンスもだめですね。前の夫が生きていたときは、「時実さんダンスぐらい」と誘ってもらって、けっこうぶら下って踊っていました。ただ、田村さんの句じゃないですが、壁がストンと消えると、ダンスもよその男性とできませんでした。

いろいろと屁理屈を言っていますが、結局は好きで今の夫と正式に入籍しました。シングルとシングルが近くに住み、いいとこ取りで美味しいもの食べようかとか、映画を観に一緒に行こうかとか、そういう生活にする方法もありました。しかし、私がひとりで住んでいるところへ、男が出たり入ったりしていると言われたくない。夫の方も、自分の名字を名乗ってくれといいました。家康じゃないけれど、結婚というのは重い荷物を背負うことですね。もう一度やってみようと、それが六〇代をすごく楽しくさせてくれたと私は感謝しています。その間に夫は直腸がんの手術を二回行い、今、人工肛門の体ですから永久の介護ですね。けれど、ストーマ（人工肛門）は五〇代で結婚した私たちに赤ちゃんが生まれたと考えています。

柏木　じっと顔を見ていると、かわいいところがありますよね。

時実　毎朝お風呂にいれて世話をしていると、かわいくなります。でも本人はやはりつらいと思います。二度ほど自殺をしようとしました。死んでもらっては私の立場がありませんので、できるだけ明るく長生きしてほしいと願っています。

地方によって違う笑い

時実　笑いについては、東京の男性と関西の女性では笑うところが違います。

柏木　やはり文化的な差がありますか？

時実　それから食もそうです。だから最初の結婚は、性欲とか、顔が好きとか、ともかく簡単になさればいいけれども、運命上、再婚とか再再婚とかなさる場合、つまり老いてからもう一度と思って二人の生活に入られるときはできるだけ同郷がいいと思います。たとえば私、「きみは馬鹿か」と言われるより、関西の男性に「おまえ、あほか」と一遍言ってほしい。なのに、いつも関東以北の人を好きになる（笑）。

がんなどにも笑いがすごくいいと、吉本の笑いを観にバスを仕立てて行ったりしますね。私、吉本では笑えませんので、だからそこらへんに笑うセンスがあるような気がしています。私には息子と娘といて、たまさか子どもたちと会うんです。そうすると、「箸が転んでも」と言いますか、テレビを観ていても同じところで笑い、一日中笑い転げています。夫はムゥーとして浮いています。笑いというのもやっぱり地方性があるのでしょうか。

柏木　『アサヒグラフ』から『週刊朝日』に引き継がれた「川柳新子座」を拝見して、コメントがすごく面白いですね。

時実　タイトルが「川柳エッセー」となっていますので、けっこう楽しみでやっています。

柏木　ときどき句がひとり歩きする場合がありますでしょ？　ちょっとお聞きしたかったのは、作者が意図したことと選者が受けとったこととが全然違ってもよろしいんですか？

時実　全然かまわないんです。意識して別なコメントをつけるときもあります。それであのつまらない句がピカッと光るんじゃないですか、私のコメントで（笑）。

柏木　本当そうなんです。ですから、なぜこんなつまらない句にこんなにすごい読み方ができるのかと感心します。

時実　「新子座」は、一か月に三〇〇〇～四〇〇〇くらい届く葉書から四〇句しか採用されない、非常に狭い門です。そのなかで私は、読者の方がご覧になって「こんなヘタな句」と思われるのを採っています。句の上手な人は型にはまってしまって、いわゆるエッセーになりません。だから、「新子座」入選のヒントは発想にあると。昨日今日お始めになったお方でも、いわゆるセンスのいい句は入選になっています。

柏木　初めは、なぜこんな句にこんなにすごいコメントが載るのかという目で見ていました。しかし、もう少し深く読むと、コメントを書かせる力をその句が持っているということですよね。

時実　そうです。私に書かせてくださる力が句にある。投稿される方に申し訳ないんですが、葉書一枚一句でお願いしています。そうするとカードを切るぐらいの速さで選をすることができる。寝食を忘れ、一気呵成で見ます。そうでないと全体のバランスが見えませんから。それと、時実新子の月刊「川柳大学」は今、川柳界で一番だろうと自負しています。うぬぼれがないとやっていけない（笑）。

柏木 川柳が人生というようになっておられるんですね。

時実 「川柳が新子」か「新子が川柳」か、切り離せませんね。句を作り始めて四五年になりますが、ご飯を食べる感覚と一緒です。頭のなかで川柳を考え、手で書くという手間はもう要らない。書けばもう句になっています。

血流をよくする笑い

柏木 年ごとに自分の句が少しずつ変遷してきていることはお感じになっているとは思いますが、年代によって句はどのように変わってきますか？

時実 そうですねえ、書くのは一〇代から初めていますけれども、本気でやろうと考えたのが二五歳ですね。そうすると、二〇代、三〇代あたりは、やはりまだ自分を飾るところがあったでしょうか。四〇代くらいからはもう恐いものがなくなったといいますか、かなり自己開示ができるようになりました。その頃はかなりつらかったから家出もしましたし、河川敷の小屋に住み女乞《おんなこつ》食《じき》みたいにしていたこともあります。そこで私の文芸はやや変わったような気がします。河川敷では、牛蛙《うしがえる》とか蜥蜴《とかげ》とかいろいろ遊びにきます。野犬も来ますし、暴走族も来ます。ヒッピーのお兄ちゃんたちとも仲良くなり、共同トイレで茶碗も洗えば体も洗うという暮らしを六年間しました。私の我が儘でそうさせてもらったんですが、もちろん土・日は夫の所へ帰って、一週間分の買い出しや掃除をして、それでまた出かけて行く。

姉は私と違い実業家肌で、小さな会社の社長をしていました。昼間は姉の所で働かせてもらって、「あんたは、事務系は駄目ね」と言われ、普通の人がもらうアルバイト代の半分の時給で了解して働いていました。また、夜は「川柳展望」という季刊誌を主宰・編集して出していました。そういう人生ですので、川柳も自ずと色がいろいろと…。それで六〇代はかなり楽しかったです。『愛走れ』は七〇歳の一年間に作った句です。できの悪いのがいっぱい入っていて、私が遊ぼうとし始めた川柳群です。クソ真面目な人生を歩いてきて、やっと遊べるようになった…。

柏木　遊ぶのはいいのではないですか？　遊びがあるのはすごい救いです。

時実　心を遊ばせたり、お道化たり、そういうのができるようになりました。

柏木　それは二皮か三皮ぐらいカッと剝けているような感じですね。

時実　そうですね。栗で言えば外の皮を剝いて、渋皮が残っていたのがそれもちょっと取れたような感じでありがたいなと思っています。こうなるとお迎えがそろそろ来るのではないかなと。そういうときに柏木先生とお話ができるということは、もうなにもかもお任せ人生のありがたさです。

柏木　こうしてお話を聞いていると、まだまだ長生きされる感じがします。

時実　長生きすると、いろんな楽しい人にお会いできますよね。

婆さんやおれが死んだら嫁に行け（孝明）

これは川柳大学の会員さんで、お医者さんの作。七五歳くらいでしょうか。楽しいですよね。それから、もうお亡くなりになった女医さんの川柳で、うろ覚えなのですが

足腰を鍛え鍛えてがんになり

も穿ちのある川柳です。山登りをなさったり、皆さんジョギングとかウォーキングとかで万歩計をぶら下げて、雨が降ったら傘をさしてまで歩いてらっしゃる。そういう他人への批判ではなく、ご自分のこともいれていらっしゃると思うんです。この方は九〇何歳まで独身を通されたのです

よ。

男みな阿呆に見えて売れ残り

という句も残していらっしゃいます。

また、作者名を失念しましたが、いろいろとたくさんユーモア句があります。

院長があかん言うてるドイツ語で

賛美歌に小節まわして叱られる

柏木　ときどき小節をまわしたい賛美歌ってあるんですよね（笑）。

時実　大阪の女の人が二人、お好み焼き屋へ入ったとします。

ふんふんとお好み焼きを裏返す　（文子）

お好み焼き屋で片方のお方がグチグチと「うちの姑が…」とか言うと、「ふんふん」と聞いた振りして、本当はお好み焼きを裏返すことに無中なんです。けど返事しないわけにはいかないから「ふんふん」と言うて、半分ほどしか聞いていない。そのへんの心の機微の面白さです。

すり寄ってみたけど虎に虎の妻　（篤子）

その人が好きですり寄ってみたけど、虎には虎の奥さんがいたという句です（笑）。

これは少し世代が前で、作者名も失念ですが、

命まで賭けた女てこれかいな

柏木　それもなかなかいいですね。

時実　大阪の人は気さくやから、「おれが命を賭けた女に一遍会うてくれ」と言われて会ったが、「おまえが命まで賭けた女ってこれかいな」という句です。本当に血流がよくなりますよ、笑えますから。私もユーモアを目指すことにしますわ。

柏木　お返しに浮かんだ句があります。私の句ではないですが、

売れ残りじゃないのよ私とっておき

時実　なかなかいいですね。男がみな阿呆に見えて売れ残った女医さんと共通しているところがありますね。

老いと死は自然体で

時実　先生のご専門である人間科学のお話をおうかがいしたいと思います。友人で川柳を作って

いる人に内科、外科のお医者さんといろいろおられますが、精神科医も意外と川柳に入ってこられます。私はものを考えたり、予定を立てたりするのが下手というより、したくないんです。たとえば、ちょっと小さな旅をするのでも、帰りの切符までキッチリ取らないと旅に出ていかれない人がいますね。

柏木　あります。時実さんは、出たとこ勝負がおできになるということでしょ？

時実　出たとこ勝負しかできない。今日はもう帰りたくないと思ったら、そこに泊まります。考えることより先に行動しています。石橋を叩いて渡ることができず、渡ってみたら橋がなかったということがしょっちゅうです。森田療法をされている先生にそういうお話をしたら、「時実さんは、生れながらに森田療法を実践している人だ」とおっしゃる。そういうものでしょうか、そんな浅いものではないでしょうが…。

柏木　結局、森田療法は「あるがままに生きるのが一番人間にとっていい」とし、「こだわりというのがいけない」という理論です。だから、そういう意味では一致しているのではないでしょうか。

私はもともと精神科医ですけれども、人間科学部で「老いと死」を教えています。社会学部、教育学部、心理学部がそれぞれ別々に仕事をするのではなく、人間を科学的に理解する統合的な学部をつくろうということから、人間科学部は二九年前に国立大学で初めて大阪大学にできた学部で、かなりユニークな学部です。人間理解のためのアプローチが孤立してあるのではなく、人間科学部というひとつの大きな括りでお互いに交流し合いながら深めていこうという趣旨で学部が開設されました。悪いことばで言うと、なんか訳がわからない（笑）。

時実 そんなことはありません。そのなかでも今一番力を入れておいでなのが「老いと死」で、一番簡単に言えば、老いて死ぬということは「自然体」でよろしいんでしょうか？

柏木 そうなんです。

時実 生老病死を考えると、途中で死を迎える人は非常にお気の毒ですよね。

柏木 ただ、どんな人も間違いなく死ぬということは言えるわけです。早く死ねば、老いは避けられますが、死は避けられません。

時実 死ほど公平なものはないですよね。死なない人は誰もいないんですが、老いを体験しないで逝かれたほうが幸せなのか…。老いというのは実につらいですよ、一歩、二歩、三歩、四歩というように山登りと一緒でつらいところがあります。けれども、私すごく楽しみもあるんですよね。

若い人はその人の年齢の現在地、先生は六〇年の今の現在地、私は七〇年という現在地です。私はなんの役にもたたなかったけど、先生より長く生きてはいるんです。やはり、私は老いも十分体験してあの世へいきたい、それも自然体で。

昔の人は、枯れ枝が折れるようにくの字になって逝かれました。私の句に、

こざっぱり乾いて虫の天命よ

があります。虫などはカラカラに乾いて、まあ雫も落とさず逝きます。お医者さまに対して申し訳ないんですが、人間って、なんと今やいろんな薬で水膨れになり…。

柏木　そう、やりすぎの医療はよくないというのが、ホスピスの考え方です。

時実　やっぱり枯れ枝がくの字になったように、納戸のどこかで「うちの年寄りも、やっとみまかりました」と、紅白の饅頭の出るような、そういう死が迎えられるといいですね。

だから、年を取ることに、初めはずいぶん抵抗がありました。社会的に年金がいただける六五歳のときに敬老会の案内がきて、もう本当に破り捨てようか思いました。その歳が社会の決める老人なんですね。

社会もどこかの年齢で線引きしないと、いつまでも「私は若い」と言うてもらっても困ること

があるのかもしれません。敬老会にどんなことをするのかと、友達が行ってみたことがあります。そして、その友達は泣いて帰ってきたんです。行ったら子ども扱いをされて、「ちいちいぱっぱ」を歌い、「お足元、大丈夫ですか？」、「お靴は脱げますか？」とか言われ、「私はまだ六五歳で、飛んだり跳ねたりできる！」と泣いて帰り、「もう二度と行かない」と。私、小老・中老・高老、大老でもいいから、もう少しこまかく分けていただけないかと思います。

柏木　それは大切なことですね。

時実　私は母と二〇年ほどしか歳の差がないんです。そうすると、八〇代後半のお方の足元に気を遣っていただけるのはよろしいですが、六五歳のまだハイヒールでカツカツと歩いている人に「お足元が…」と言いながら、折紙を必ずやらされます（笑）。そして、「夕焼けこやけの赤とんぼ…」と歌わされる。もう、それは屈辱以外のなにものでもない。

老いと死へいくまでのインターバルが、ちょっと長くなりましたね。私は「小老・中老・大老」を提案したいんです。たとえば、六五歳から七〇歳くらいまでの私たちには、音楽ならシャンソンの夕べとか、お料理も折り詰めでなくてスパゲティとかでもてなしてほしい。私は何も要りませんが。先生も間もなくそのお歳ですね。

柏木　私も、もう年金をもらっています。やはり、自分の置かれている年齢、立場、考え方によって、たとえ同じ状況でもそれをその人がどう捉えるか、どう考えるかということで生きるタイプはまったく変わってきます。

時実　だから自分から歳をとることはないと思います。その秘訣は女性の場合、鏡を見ないことなんです。鏡を見たら…、どう見ても年寄りですからね。そして、時々、秘かに真実の鏡、一番上等の鏡をお日さまの下で見ることです。ブティックや美容院の美しく映る鏡に騙されて、自分はまだまだいけるなんて思ってたらいけません。

だから、私は東京にいる娘に会うと、「どれほどおばあちゃんになった？」と、時々聞くことにしているんです。そしたら去年は、「まだ少しいけるんじゃない」と言ってたのが、今年は「なった！」と。「何に？」と聞いたら、「おばあさんになった」と。娘は嘘つきません。嫁なんかはいけませんよ、「まあ、お母さま、お若い」と言いますからね（笑）。

柏木　やっぱり、義理の仲はね。

時実　やさしいですけどね。

柏木　義理《ぎり》義理《ぎり》の線できますからね。

時実　そのギャグ、八五点ですね（笑）。ところで先生、お子さんは？

柏木　三人で、長男と次男はもう結婚しています。長女だけはまだ家にいて、助産婦をしています。

時実　いいですねえ、命にかかわるお仕事で。

柏木　だから私が命の最期をみて、彼女が最初をみているわけです（笑）。

時実　ますますステキです。

柏木　次男は小児科の医者ですから子どもをみていますが、まだ中年をみる人がいないので、なんとかならないものかと…。

時実　ご長男は？

柏木　長男は今オーストラリアにいて、スキューバーダイビングのインストラクターをしながら、水中写真家とライターを兼ねたような仕事をしています。私の一番忙しいときに学生時代を送りましたので、「親父の姿を見ていると、とても医者になる気はない」と言いまして、長男は全然違う分野にいきました。次男も医者のように忙しいのは嫌だと言いまして工学部へいったんですが、「やっぱり機械より人間のほうが面白そうだ」と、途中でまた医学部へ行き直して三〇歳で小児科の医者になりました。

時実　やっぱり優しいんでしょうね？　次男さんは、優しいから小児科を選ばれたのでしょう。どうでもいいことですが、時々お礼にと言って孫の写真くれる人がいます。それが不思議で、私、よその孫がかわいいと思わないんです（笑）。

柏木　悪いですけれども、そうですね（笑）。

時実　それから家族の写真、生まれた赤ちゃんが写っている年賀状も届きます。自分の娘に子どもがないから、ひがんでいるかもしれませんが、やはりつらい。だいぶ話がよそに飛びましたけれども、写真というのは、やはり笑いと一緒ですわ。血族で喜べばいいんで、他人のお家にまで、しかも元旦に「おめでとう」の赤ちゃんをぶちこまれると、子どもがほしいのにできないご夫婦などは正月からうっとうしい。

柏木　あれは本当によくないと思うんです。

「ありがとう」のことば

柏木　ところで、生まれる話が続きましたので、お墓の話に移りたいのですが。

時実　お墓の話をしたら、財産が増えます。

柏木　それはどういう意味ですか？

時実　墓というのは、縁起がいいんです。お金がザックザック入ります。

柏木　お墓を売っている店が箕面《みのお》市（大阪府）にあります。語呂合わせですが、「お墓を用意しましょう。墓《はか》ない人生は駄目です」って書いてあります。

時実　だから買ってくれでしょ？　先生はもうご用意されていますか？

柏木　教会で共同墓地というのがありまして、私は入る所が決まっています。

時実　ロッカーみたいになっているんですか？

柏木　ロッカーよりは、ちょっと大きいです。墓のことは全然心配いらない。

時実　私は再婚したとき、神戸市郊外の狼谷《おおかみだに》という地名が気に入りまして、自分たちの家よりも先に墓を買いました。五〇代後半で好き放題な結婚をしたような親は、亡くなったときにどこへ入れようかと子どもも困るんじゃないかと思いまして。

墓の下の男の下に眠りたや

私は、川柳のほうが自分の人生よりも先行してきました。だから、うかうか死ぬ句なんて作れないわけです。あんまりやっていると、本当に死にますから。「墓の下の男の下に眠りたや」も、夫より先に死ぬんですかねえ…。

柏木　それを墓に彫っておられるんですか？

時実　いいえ。両親の骨を壺から出して、かき混ぜるところからこの句を思い出しました。私の父と母は仲が良く、母が先に逝って、その母のお骨の上に父の骨をサラサラとかけたのです。

柏木　それはすごいですね。

時実　そうすると、母がキュキュキュキュと泣いたような、クククと笑ったような気がして。

自分の墓には平凡な句を彫っています。墓誌というのがあるでしょう、あれがいらないわけです。二人入ったらもう終わりですので、墓誌を句碑にしました。

うららかな死よその節はありがとう

と彫りました。そして、赤で「新子」と書いてあります。口紅みたいに。

山崎章郎先生（聖ヨハネ会桜町病院ホスピス医）を私は尊敬していますが、枕頭パーティでいろんなお友達に「ありがとう」と言ってからとおっしゃっていますね。母の死の直後、山崎先生と対談させていただいて、その枕頭パーティのお話も出たんです。私が腑に落ちないのは、自分がそういうことはできかねる性格なのと、日常、私は人様の三倍は「ありがとう」と言って暮らしているような気がするからです。

柏木 チントウ・パーティとは、どういう意味ですか？

時実 パーティそのものというよりは、ご恩になった人を招いて「ありがとう」と言ってから安らかに旅立たれるということです。枕元にお世話になったお方とか、友達とかお呼びになって、たとえば紅茶とケーキとかを召し上がりながらお話をする…。

柏木 そうですか、チントウは枕の頭ですね。

時実 最後の「ありがとう」というお話になったとき、そこのところだけちょっと抵抗を感じました。私はしなくていい、私は日常、「ありがとう、ありがとう」という気持ちでいっぱいです。日本人のことばで気になるのは、「すみません」です。「すいませーん。ここ通れますか？」とか、「すいません、切符ください」とか、何がすまないのかと思いますよね。「ありがとう」はなかなか言わないのに、と思います。

柏木 口癖になっていますね。

時実 「すいません」が、「ありがとう」に切り替わったとき、日本はもっといい国になるような気がします。

一字の違いで変わる深み

柏木　一遍にレベルが変わりますけれども、

男の嘘に敏感な不幸せ

というのは、五・七・五じゃないですよね。それはよろしいのですか？

時実　二句一章です。句、ことばの短い部分、単語のようなものが二つに区切れているだけで、二句が一章というリズムのとり方があります。でも、たいていは五・七・五が基本です。先生にはとっても失礼ですが、「中七厳守」をおやりになったらずっとお上手になられます。指折ってでも中七に…。

柏木　かなり中七は意識しているつもりですけど…。どっか外れているのがありますか？

時実　「中七厳守」と同時に、もう一つは「下五だけは体言止の六音」がだめなんです。

同窓会持病の話の展覧会

「てんらんかい」下五だけは六音体言止が厳禁。中七とこれをお守りになれば。たとえば…、先生お怒りにならない？

柏木 全然、怒りません。

時実 怒られると困るのですが（笑）。

同窓会持病の多いほうが勝ち

となされればいい。きっちり中七でしょ？多い人のほうが「私何遍も切ったのよ」とか、「（俺は？）切られの与三や（だ？）」と言ったりして自慢しますよね。

案内図現在地なければただの地図

これは、すごくいいところを見ておられます。地図があったって現在地の赤丸がなかったらいったい何のこと？と。でも、これ真ん中がだれてますね。「現在地の赤丸に立ちさてどこへ」と、赤丸というのを入れられると非常に良くなります。

柏木 赤文字ではなく、赤丸ですか、なるほど。発想はいいけれども、まとめ方が悪いわけですね。

時実 発想はすごいですよ。

少しボケ部屋から出る時ノックする

これは私が上手に読みましたからリズムがありますが、中八になっています。「から」を「を」に代えれば、これでもう満点。部屋を出るときノックする。

元気さをエネルギッシュというジイチャン

「ジイチャン」はあんまり感心しませんが、お使いになってもいいですね。この説明なさっているだけの句にちょっと味をつけると、

気味わるいエネルギッシュなおじいさん

年とって「ニンニク」家族の筋肉マンなんて、いやらしい。

柏木　気持ち悪いですね。

時実　年寄りは枯れたほうがよろしい。

「**先生**」**と呼べば五人振り返り**

これ、惜しいですね。中六になっていて。

先生と呼べば五人が振り返り

と、「が」を入れたら、七音になります。

柏木　私は、あまり我《が》が強くないんです（笑）。なるほど、言われれば全部もっともです。

時実　もう一句、

火災ベル時にはホントのこともある

訓練、訓練…で、もう訓練かなと思うたときにはホントのこともある。これも「は」はいらない。「時に」と言ったほうがしまります。ドキッとしますよ。

火災ベル時にホントのこともある

柏木　中七がそれほど重要とあまり意識したことがありませんでした。確かに一字でずいぶん違いますね。

時実　私、医療については何も知りませんから、いろいろと教えてください。

柏木　もし年の順に逝くとすれば、頑張って看取ります（笑）。

時実　夫は、いざというときにはホスピス希望です。夫はがんですから、柏木先生に今日はそれだけお願いしてきてほしいと。

柏木　最近、直腸がんは治癒もかなり考えられる時代になりましたけど。

時実　最初の発見から八年目です。

柏木　ですから、がんで亡くなられないかもわかりませんね。

時実　がんで、それも末期でないとホスピスは無理ですか？

柏木　今のところはそうです。

時実　病室がもっと増えればいいですね。

柏木　今のところはがんとエイズだけですが、他の病気でホスピスケアが必要な人もいます。アメリカの場合、慢性の心臓病とか、糖尿病の末期の方にもホスピスケアの門戸を解放しています。そういうふうになっていかないといけないですね。

時実　そうですね。ケース・バイ・ケースですが、いずれまた先生にご無理をお願いするかもしれません。「先生が私たちより若くていらしてよかったねえ」って、夫に申します。先生がお年上だったらやっぱりお願いしても…（笑）。

柏木　ただ何回も言いますが、順番が狂うかもわかりませんけれども、狂わなかったら頑張ります（笑）。

時実　よろしくお願いします。

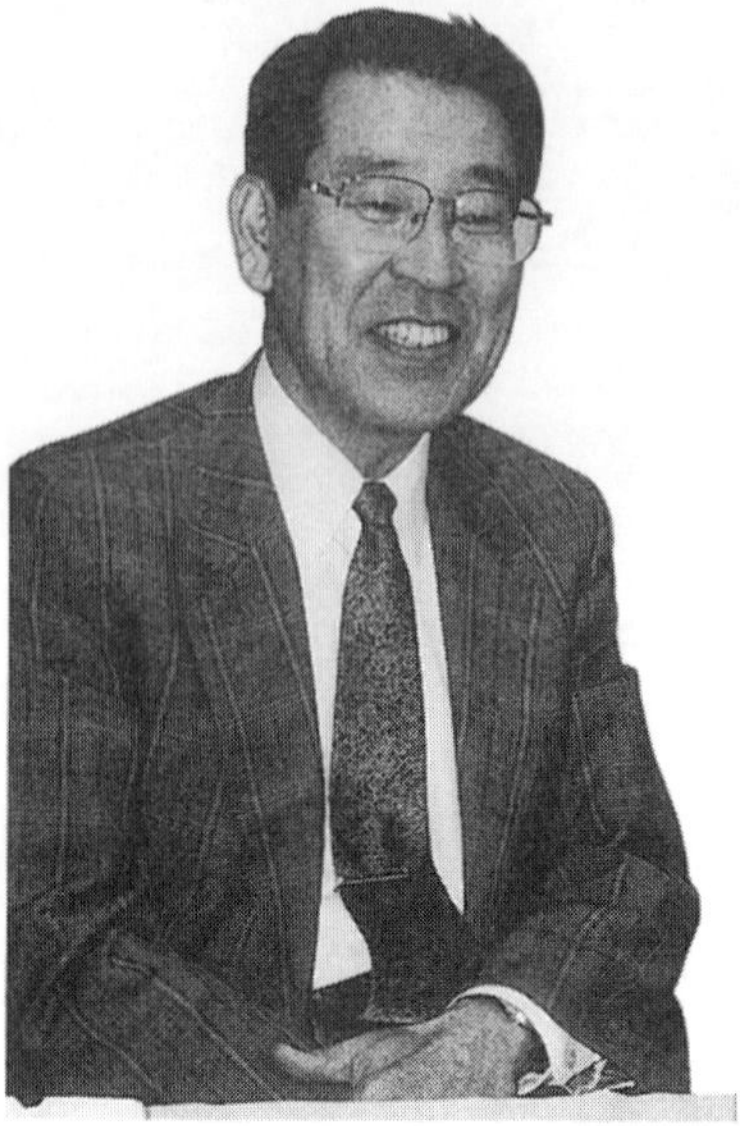
柏木哲夫 氏

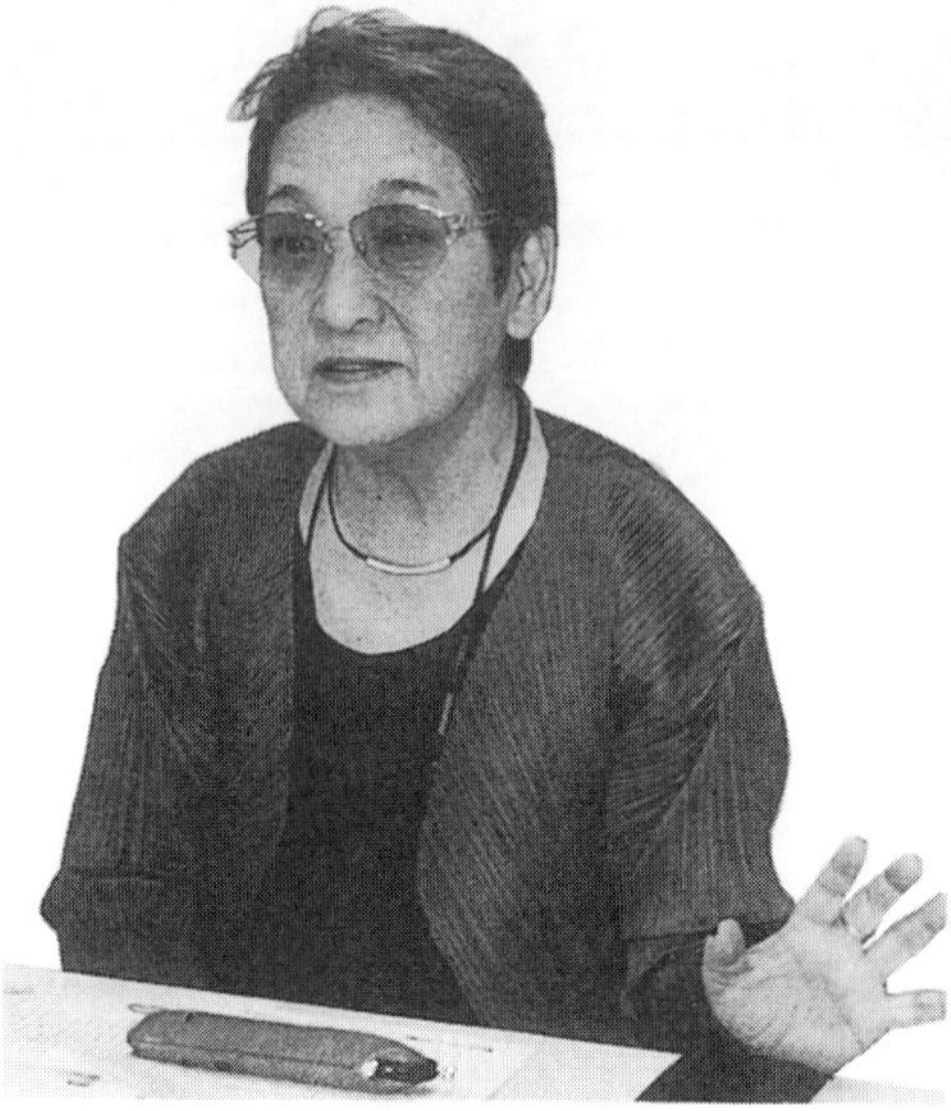
時実新子 氏

【第三章】——ユーモアセンス育成のための講座

ユーモア講座、開講

おタネばあさん

「ほのぼの川柳」という勝手な題をつけて連載を続けてきたが、ややネタ切れの感がある。そこで、おタネばあさんに登場願うことにする。この面白い話は、以前ホスピスに勤務していた一人のナースから聞いた話で、私のオリジナルではないことをお断りしておく。ただし、話は私なりにかなり修正を加えた。

〈第一話〉

田舎で百姓をしながら独り暮らしをしていたおタネばあさんが、大阪に嫁いでいる娘を訪ねて初めての一人旅をした。新幹線で新大阪駅に着いたお夕ネばあさん、ホームの柱に向かって「ウォー、ウォー」とうなりだした。駅員がかけつけて、「おばあさん、どうしたのですか、大丈夫ですか」と心配そうにたずねた。お夕ネばあさんは柱の貼り紙を指さした。貼り紙に曰く、「あなたの生の声をお聞かせ下さい」。

〈第二話〉

駅前からバスに乗ったお夕ネばあさん、娘に教えられたバス停で降りねばとやや緊張気味。乗客の行動から、次で降りるときは「ピンポーン」と鳴るベルを押すことを学習した。次は教えられたバス停。ベルを押そうとして、土産物で両手が一杯であることに気づいたお夕ネばあさん、そのまま前進して、運転手のそばへ。大声で、「ピンポーン」。

〈第三話〉

翌日娘さんに連れられて、日本庭園へ。松の緑が池に映って美しい。鯉がゆったり泳いでいる。景色を楽しんでいたお夕ネばあさんが急に百円玉を池に向かって投げだした。驚いた娘さんが、「おバアチャン、どうしたの」とたずねた。おタネばあさんは涼しい顔をして、池のそばの立て札を指さした。立て札に曰く、「鯉のえさ百円」。

〈第四話〉

一人で映画を見に行くと主張するおタネばあさん。大阪駅前で時代劇を見ることに決め、切符を買う列に並んだ。前の人が「大人一枚」、「学生二枚」などと言っているのを聞いて、何か言う必要があると確信したおタネばあさん、一声凛々しく、「百姓一枚」。

私はこの話を数人のナースの送別会で聞いて、心から笑った。話をしたナースは辞めるナースの一人と特に仲がよかったので、この送別会は悲しいもので、終始涙を浮かべていた。しかし、自分のスピーチの番が回ってきたとき、彼女は「今日は悲しい日ですが、一つ面白い話をします」と前置きして、おタネばあさんの話をしたのである。悲しさをユーモアで吹き飛ばしたのであろう。実に効果的であった。

ユーモア・セラピー

日経サイエンスの一九九八年七月号に、同年一月に開かれた「米国ユーモア・セラピー学会」のことが紹介されている。開会式には医師、心理学者、ソーシャルワーカー、ナースなどに混じって、赤い鼻をつけた道化師たちも参加したという。彼らは病気の子どもたちや、時には大人たちをも慰めるために病院で働いている。

このユーモア療法学会では、ユーモアが免疫機能を高めることを証明したさまざまな研究結果が報告された。たとえばビットマンはコメディアンのショーのビデオを見て笑った学生のグループと静かな部屋でじっと座っていた学生のグループの血液検査をし、笑ったグループでは免疫グロブリンの増加とNK細胞（がん細胞やウイルスを破壊する）の数の増加を報告した。

小児や青年期の若者の治療をしているコパンズは、ユーモアは、注意深く用いれば、人間関係の構築に有効であることを指摘した。特に、親に無理やり病院に連れてこられて、診察を拒否しているような青年の場合などには、ユーモアが心のつながりをつくるのに役立つと述べている。

笑いは健康によいと、昔から経験的にいわれてきたが、最近では笑いの効用を科学的に証明できるようになった。それと同時にユーモアや笑いを病気の治療に役立てようとする動きが出てきた。ユーモア・セラピー学会はその好例である。日本においても一九九五年に「日本笑い学会」（会長は井上宏関西大教授）が誕生し、「笑いを考えることは、人間を全体的に考えることである」との基本概念をもって活動している。

スタッフのユーモアセンス

医療や看護に従事するスタッフがユーモアのセンスをもっていることは非常に重要であると私は思っている。前にも述べたが、上智大学のデーケン先生は「ユーモアとは愛の現実的な表現である」と言っておられる。素晴らしいユーモアの定義である。先生はまた「冗談は頭から出るが、ユーモアは心から出る」とも言っておられる。

最近ニュージランドの四か所のホスピスを訪れる機会があった。そのとき感じたのはホスピスで働いているスタッフのホスピタリティーとユーモアのセンスである。旅人をもてなすというキリスト教の教えが自然に身についているという感じであった。それにユーモアのセンスが素晴らしい。オークランドのセント・ジョセフ・ホスピスのシスターは少し固くなっているわれわれ訪問者をリラックスさせようと思ったに違いないが、次のように言った。「このホスピスはもともと産科病棟だったのですが、改造してホスピスにしました。coming ward から going ward になったのです」と。訪問者の約半分は笑った。赤ちゃんがやって来る（coming）病棟（ward）から、患者さんが行ってしまう（going）病棟（ward）になったという意味である。ウエリントンのメアリー・ポッター・ホスピスでは、スタッフの燃え尽きを予防したり、ストレスの解消のためにスタッフ同士でユーモアを積極的に導入しているという。

ターミナルケアとユーモア

前にも述べたように、今回のニュージーランドホスピスの訪問ではスタッフが明るくて、親切で、ユーモアのセンスがあることが、とても印象的であった。日々、死と対峙しているスタッフにとって、ユーモアのセンスは非常に重要であるように思える。私自身を振り返ってみると、ユーモアの大切さを痛感し始めたのはここ十年ばかり前からのように思う。「ユーモア講座」では、できるだけ具体的な例を引きながら、読者の方々のユーモアセンスの育成に少しでも役立ちたいと願っている。

アメリカ人のパーティー・ユーモア

振り返ってみると、私がユーモアに関心をもちだしたのは、三年間のアメリカでの留学生活のあたりからである。一九六九年から七二年にかけて、ワシントン大学の精神科でレジデントとして過ごした。勤務は厳しかったが、頻繁に催されるパーティーに随分と救われた。アメリカ人のパーティー好きは有名だが、そこで披露されるユーモアにはいわゆるアメリカらしさがある。彼らはパーティーに参加する前に、努力して何か面白い話を用意するのである。参加者へのサービス精神なのであろう。しかし、ジョークを理解するのはかなり難しい。特に、口に食べ物をほおばりながら早口でしゃべるのはなんとかやめてほしい、と心から思った。私以外は大笑いしているのに、何がおかしいかわからないと、群衆の中の孤独を感じる。

今回はパーティーで聞いて、私が理解できたユーモア（ジョークといった方がよいものも多いが）を披露したい。

テキサスジョーク

アメリカは広い国だ。その大きさを題材にしたジョークは多い。特にテキサス州は広大な面積を誇り、何でも大きい。それがジョークのタネになる。

〈その一　スイカ〉

テキサス産のスイカは馬鹿でかい。丸くはなく、長細く、ラグビーボールのお化けのようだ。テキサスの男が、招待したオーストラリアの友人に向かってさも自慢気に、「オーストラリアには、こんな大きいスイカはあるかい」とたずねた。「いや、こんな大きいのはないね」と残念そうにオーストラリア人。翌年オーストラリアに招かれたテキサスの男、友人の裏庭をカンガルーが跳び回っているのを見て驚き、「初めて見るけど、あれは何」。オーストラリア人はさも自慢気に、「ああ、あれはオーストラリアのバッタだよ」。

〈その二　テキサスの水道屋〉

カナダの友人を訪問したテキサスの男。ナイアガラの滝へ案内してもらった。カナダ人は、「テキサスにはこんな大きい滝はないだろう」と自慢気に言った。テキサス人答えて曰く、「滝はないが、テキサスにはこれぐらいの水漏れなら五分ほどで止める水道屋はいるよ」。

〈その三　アイ・アム・フロム・テキサス〉

これは、私が実際に体験した話。スコットランドのエジンバラで心理学関係の国際会議が開かれ、世界各地から一二〇名程の代表が集まった。開会式で司会者が国の名を呼び、それぞれ数名の代表者が立ち、拍手を受けた。全参加国の名を呼び終わった司会者が念のため、「Did I miss any country?（よばれていない国はありませんか）」とたずねた。列の後ろの方で大男が手をあげ、「You missed my country（私の国がまだです）」と大声で。司会者は、「I am so sorry, where are you from?（すみません、どちらの国ですか）」とたずねた。大男答えて曰く、「I am from Texas.‼（テキサスからです）」。会場は爆笑の渦。少し緊張気味だった参加者は大男のユーモアで肩の力を抜いた。

動物ジョーク

パーティーで披露される他愛ないジョークには動物がよく登場する。馬が主人公のジョークを二つ紹介する。

〈その一　シマウマ〉

シマウマに芸をさせるサーカス団があった。狭いテントでの生活で運動不足になりがちなシマウマを一日、牧場で自由に走り回らせようと、団長はある牧場主と話しをつけた。牧場に放たれたシマウマのところへ、放し飼いにされていた馬たちが集まってきた。そのうちの一頭がシマウマに、「なぜ、ここへ来たんだい」とたずねた。シマウマは、「毎日サーカスで芸ばかり。運動不足の解消にと団長さんが連れてきてくれたんだ」と答えた。納得した馬は一言。「それはいいことだ。僕たちと一緒に走ろう。さあ、そのパジャマを脱いで」。

〈その二　物いう馬〉

サーカスの団長のところへ電話がかかってきた。「人間の言葉をしゃべる馬がいるんですが、おたくで雇いませんか」と電話の主。「冗談はよしなさいよ。わしは忙しいんだから」と団長は受話器をガチャン。次の日も同じ声で、「人間の言葉をしゃべる馬がいるんですが、おたくで雇いませんか」と電話。団長は、「冗談はよしなと言っただろう」と声を荒げてガチャン。次の日にまた電話。「人間の言葉をしゃべる馬がいるんですが、おたくで雇いませんか」。怒りが頂点に達した団長。「いい加減にしろ!! こんなことを続けるなら警察に訴えるぞ」と言ったところ、電話の主が言った。「あんたはがみがみ怒るけど、こっちも毎日ヒズメで番号を回すのは大変なんだぜ」。

砂漠のネクタイ

パーティーでは、ジョークのタイミングが大切だ。話の流れの中で、適切なジョークをはさむことができれば、ユーモアのある人との評価が得られる。どんな話になるかは予測できないので、できるだけ多くのジョークを記憶しておくことが重要になる。

あるパーティーで、ネクタイのことが話題になった。そのとき、すかさずある男が「ネクタイにまつわる面白いジョークを一つ披露しよう」と言った。

ネバダの砂漠の一本道を旅人が歩いていた。彼は空腹と喉の渇きでかなりイライラしていた。周りには何もなく、砂と一本道だけが続いている。どんな店でもいい、何か食べ物と飲み物を売っている店はないかと遠くを見ると、一軒小さな出店が見えた。近づいてみると、粗末な屋根と柱だけの店で、日用雑貨とネクタイを売っている。旅人は近くに食べ物を売っている店はないかとたずねた。出店の老婆は数キロ先のオアシスに食堂があるという。これで助かったと行きかける旅人に老婆はネクタイを買わないかと勧めた。砂漠の旅にネクタイなどいらない、と断わった。老婆はしつこく勧める。腹がたった旅人は「うるさい!!」と捨てぜりふを残して、オアシスに向かった。やっとの思いでたどり着いてみると古ぼけた小さな食堂があり、手製の看板には下手な字で「喫茶と軽食」とある。ろくなものはないだろうが今は贅沢はいえない、と近づいてみると、看板の横に張り紙がある。張り紙に曰く、「このレストランで食事をされる方は必ずネクタイをして下さい」。

アメリカ人の日常生活とユーモア

アメリカでのレジデント時代の経験をもう少し述べたい。アメリカではユーモアが日常生活の中に生きているという感じがした。二、三、例をあげてみたい。

〈第一話　色違いの教授〉

月一度、レジデントとスタッフが出席して、有名な教授を迎えて特別講義を聴く機会があった。あるとき、うつ病の研究で有名なグリーン教授が招かれて講義をした。講義の後の質問の時間に、講義に少し遅れてきたレジデントの一人が手をあげて、「ホワイト教授、質問があります」と、大きな声で言った。私はどきっとした。彼はもう一人のうつ病の権威者であるホワイト教授と間違えたのだ。緑と白の色違いとはいえ、かなり失礼なことをしてしまった訳である。質問を続けようとしているレジデントに向かって、グリーン教授は、とても穏やかに言った。「もしホワイト教授に質問があるのなら、彼は今ニューヨークにいるので、もう少し大きな声で質問しないと聞こえないよ」会場は笑いの渦。間違いに気づいたレジデントは悪びれた様子もなく、「すみませんでした、グリーン教授」と言って質問を続けた。同じことが日本の大学で起こったら、どうなっていただろうか。間違われた教授は真っ赤な顔になり、間違ったレジデントは真っ青になったかもしれない。

〈第二話　VIPミーティング〉

レジデントの生活は忙しい。いつも緊張している。そんな中でも彼らはユーモアのセンスを忘れない。ある日レジデントの部屋に貼り紙をみつけた。「VIPミーティングがあるので、レジデントは○○号室に集まるように」とあった。誰か偉い人が来て、特別の話があるのであろうと出かけてみると、レジデントは一人も来ておらず、若い女性ばかりが集まっている。そっと入って机の上に置かれているパンフレットを見て驚いた。確かにVIPミーティングには違いないのだが、Voluntary Interuption of Pregnancy（自発的妊娠中絶）を考える会なのであった。あわてて会場を後にしてレジデントの部屋に戻ると、皆が一斉に“Did you go to the meeting?”とたずねる。“Oh, yes!!”と答えると爆笑の渦。私がきっと間違って行くだろうと思ってレジデントの一人が仕掛けた罠だった。見事にかかったのだが、私も腹も立たずに皆と一緒に大いに笑った。緊張がとれたレジデントはそれぞれの仕事に散っていった。

〈第三話　ハイウェイ・ベビー〉

異国でのお産はいろいろ気を遣う。病院で出産するのだが、誰に主治医になってもらうかを決めねばならない。妻の妊娠がわかったとき、私の第一の仕事は医者選びであった。日本からの留学生のほとんどがF医師にしていることを知り、アポイントをとった。小柄で柔和な、とても信頼できそうな医者であった。それにユーモアがあり、われわれ二人の緊張をうまくほぐしてくれた。

妻の陣痛が始まったのは夜中の二時頃だった。そんな時間にF医師を起こすのには躊躇があったが、痛みが強くなる一方なので電話をかけた。夜中の電話を詫びるとF医師は、「日本人は我慢しすぎたり、遠慮しすぎたりして、ときどき途中の車の中で生まれたりします。私はこれをハイウェイ・ベビーと呼んでいます。時間の如何にかかわらず、起こしてもらうほうがハイウェイ・ベビーよりずっといいです。すぐに病院へ行って下さい。私もすぐかけつけます」とユーモアを交え、優しく親切に応対してくれた。

病院に着くと笑顔で迎えてくれて、「男の子、それとも女の子、どちらがいいですか」とたずねられた。私は「上二人が男の子なので、できれば女の子がほしいのですが」と言うと、いたずらっぽい笑顔で「わかりました。男の子が出てきそうになったら、押し戻しましょう」と言った。しばらくして分別室から出てきたF医師は満面に笑みを浮かべて、「おめでとう。押し戻す必要はありませんでした」と言った。午前五時、私は長女と対面した。

ユーモアの人、ブラウン先生

淀川キリスト教病院の初代院長、ブラウン先生はユーモアの人であった。一九八一年に脳腫瘍で亡くなられたが、私は一〇年ほど先生と共に働き、多くのことを教えていただいた。その中でも先生の温かい人柄とユーモアのセンスに随分慰められた。先生のユーモアセンスをご紹介する。

〈第一話　長生きの秘訣〉

アメリカから届いた最新の論文を私に見せながら、ブラウン先生が言った。「長生きするために、避けた方がよいことを調べた論文です。酒やコーヒーの飲み過ぎ、甘いものの食べ過ぎ、夜更かし、テレビの見過ぎ、賭け事、などがあげられています。これらを守っても長生きできるかどうかわかりませんが、人生を長く感じることだけは間違いないでしょうね」。

〈第二話　一方通行〉

ある朝、いつものブラウン・スマイルで私に近づいてきた先生が言った。「今朝はとても面白い経験をしました。朝寝坊をして、あわてて家を飛びだしました。道が混んでいたので、一方通行の道を逆に走りました。短い距離だったので大丈夫だろうと思ったのですが、運悪く警官に止められました。私はとっさに知恵が働いて、英語でしゃべりました。すると警官は困ったような顔をして、ゴー、ゴーと言ったので、私はゴーしました。そして、診察に間に合いました」。因みにブラウン先生の日本語は、ほぼ完璧。

〈第三話　手品〉

ブラウン先生を何度か夕食にお招きしたが、その度に子どもたちに手品を披露して下さった。ある日はハンカチとマッチの手品だった。子どもが先生の差し出したハンカチにマッチを置く。先生はそれをハンカチでくるむ。そして、子どもにハンカチの中のマッチを折るように指示する。子どもは力を入れてパチンと折る。先生はそのハンカチを受け取り、何やら呪文を唱えながら、パッと開く。すると、折れたはずのマッチがもとどおりになって出てくる……というものだ。子どもも私もキョトンとしたまま。

タネは簡単。ハンカチの端の縫い戻しにあらかじめマッチを一本入れておき、子どもにはそのマッチを折らす。子どもが置いたマッチがそのまま出てくるわけだ。家で手品の準備をしてきて下さる先生の思いやりとユーモアに脱帽。子どもはいっぺんにブラウン・ファンになる。

〈第四話　スイカ泥棒〉

これはブラウン先生が亡くなって一年目の記念会で弟さんから聞いた話。先生が一二歳の頃、とても真面目で勤勉な生徒だった。ある夏休みに、先生がスイカを盗みに行こうと皆にもちかけた。まじめなブラウン少年から出た意外なアイデアに悪ガキどももややタジタジ。見つかったときのお仕置きを考えると、しり込みするが、怖がりだと思われたくなくて、総勢五人が参加した。大きなスイカを三つ盗んで、皆で食べたときの満足感はスリルと相まって、少年たちにとっては一生忘れられない思い出となった。

後でわかったことだが、ブラウン少年はアルバイトで稼いだお金を全部つぎ込んで、スイカ三つ分の代金を前もって農園に支払っていたのであった。ブラウン先生のサービス精神とユーモアのセンスはすでに少年時代から芽生えていたのである。

〈第五話　パンクしたタイヤ〉

ブラウン先生から聞いた精神科ジョーク。精神病院の前の道路でタイヤをパンクさせてしまい、予備タイヤを着けようとしていた男。ナットをまとめて入れてあったタイヤカバーを走ってきた車がはねてしまい、いくら探しても見つからない。途方に暮れていると、一部始終を見ていた患者が病室の窓から大声で、「いい考えがある。残りの三つのタイヤから一つずつナットをはずして予備タイヤを着け、近くのスタンドまで行けばよい」と言った。男は感心して、「それはいい考えだ。ところでおまえさん、そんなに知恵があるのにどうして入院なんかしているんだね」とたずねた。患者は答えて曰く、「I may be a little bit crazy, but I am not stupid like you（少しおかしいかもしれないが、おまえさんのように馬鹿ではないよ）」

心地よい裏切り
―ユーモアの原点―

ＮＨＫテレビで金城学院大学の森下伸也教授の「ユーモア学」という番組を観た。森下教授はユーモアの原点は「ズレ」だという。思い込みと実際に起こった現実との「ズレ」がおかしさを生むというのである。それはまた、「心地よい裏切り」とも表現される。原則的にユーモアは心地よいものである必要がある。ブラックユーモアという言葉があるが、これは心地よさを与えないのでユーモアの邪道であるのかもしれない。

短いブラックユーモアを一つ紹介する。ある精神病院で火事があった。患者さんがあわてふためいて逃げ出してくる。取材の記者が一人の患者さんに「今どんな気持ちですか」と質問した。患者さん答えて曰く、「気が狂いそうです」。面白いが心地よくはない。

なぞなぞ、クイズなどはこの「心地よい裏切り」の典型であろう。他愛ない遊びであるが、私のお気に入りを二つ紹介したい。まず第一は「卵と象の共通点は何か」というのが問題。心地よく裏切られるような答えはどうであろう。面白くない答えはいくらでもある。講座の学生に出題してみると「表面が固い」、「細胞でできている」などの答えが返ってきた。本当の（？）答えは「両方とも木に登れない」である。心地よく裏切られたのではなかろうか。もう一つのクイズ。「一匹の犬が交差点にさしかかった。はじめ右を見て、次に左を見て、結局まっすぐに進んだ。なぜか」。答えは「両方一度に見られないから」。

話をもとに戻そう。森下教授の話を聞いて、私は三つの「心地よい裏切り」を思い出した。それは不思議なことに、すべてキリスト教の教会で聞いた説教に関係している。牧師の説教は硬くて面白くないとの偏見（でない場合もある）があるが、一概にそうとはいえない。説教の中に素晴らしいユーモアが感じられる場合もある。

〈その一　奇跡〉

聖書の中には多くの奇跡が書かれている。初めて聖書を読んだとき、まずこの奇跡につまずいてしまうことが多い。キリストが湖の水の上を歩いたり、海の水が二つに割れて道ができたり……。

私が行っている教会で特別講演会があった。講師はアメリカ人の牧師で奇跡についての神学的な話であった。（申し訳ないが）講演の内容はほとんど覚えていない。しかし、彼が講演の初めにした奇跡に関するユーモアに富んだ話（作り話かもしれないが）は、はっきりと覚えている。

ニュージャージーの郊外に夫婦と男の子二人の四人家族が住んでいた。家のそばに大きな木があり、太い枝が二階の窓際まで伸びていた。この木は兄弟の大のお気に入りで、危険だと禁止されているにもかかわらず、二人は二階の窓から木に飛び移り、その上で遊んだ。時には木を伝ってそっと地面に降り、そのまま遊びに行き、両親が知らない間に、木に登って二階の自分たちの部屋に戻るといった具合だ。

ところがある日、兄弟はこの木について、両親が話しあっているのを漏れ聞いた。危険だし、何よりも実がならないので、切ってしまおうかとのことだった。兄弟は木を切られては大変と、二人でいろいろと考え、一つの名案を思いついた。貯金箱をこわし、近所の果物屋でたくさんのリンゴを買ってきて、これを針金で木にくくりつけた。実がなれば切られずにすむと思ったのである。次の朝、木に実がなっているのを見つけた父親は母親に大声で叫んだ。「来てごらん。奇跡が起こった。桜の木にリンゴがなった!!」

〈その二　三つの卵〉

同じアメリカ人牧師の別の講演。その出だしのユーモアがまたよかった。新婚の牧師夫妻が新しい教会で仕事を始めた。しばらくして牧師は妻の一つの行動が気になり始めた。日曜日の午後、妻は寝室のドレッサーの上に置いてある小さな箱に何かを入れたり出したりしているのである。いったい箱の中には何が入っているのか、牧師は見たくて仕方がなかったが、それはよくないことだと我慢していた。

しかし、ちょうど一年目の結婚記念日に、とうとう我慢しきれずに、箱を開けてみた。そこには三つの卵とかなりのドル紙幣があった。牧師は箱を開けてしまったことを妻に詫びた後、「どういうことかね」とたずねた。妻は「日曜日の礼拝の説教がもう一つよくなかったと思ったときには卵を一つ入れるようにしてきたのです」と答えた。牧師は喜んで、「そうか。そうすると一年間によくなかった説教は三回だけだったということだね」とにっこり微笑み、「ところでこのドル紙幣は何かね」とたずねた。妻が答えて曰く、「箱がいっぱいになるたびに、卵を売っていたのです」。

〈その三　commitment（委託、献身）〉

一九九四年、アメリカ死生学財団からの日米医学功労賞受賞のためにニューヨークに行ったときのことだ。日曜日に五番街にある教会に行った。牧師のメッセージの題は「commitment」。辞書を引くと「委託」（ゆだねてまかすこと）とある。神学的には「神を信じ、人間的な思いを捨てて、神に委ねる」という意味である。日常的には献身する、一つに絞る、一人に絞るというような意味である。

メッセージの内容は例によって覚えていない。しかし、冒頭のユーモアは忘れられない。これは私だけの傾向ではなく、かなり一般的なのではなかろうか。私の講演を聞いて下さった方が、「内容はあまり覚えていないのですが、あの面白い話だけはしっかり覚えています」と言われることが多い。話をもとに戻す。牧師は commitment のメッセージを次のような話から始めた。

一人の青年がカードの専門店を訪れ、店長に「ガールフレンドにクリスマスカードを送りたいのですがいいのがありますか」とたずねた。店長は「ええ、ちょうど今朝新しく入荷した素晴らしいカードがあります」と言って、青年に見せた。雪をかぶった山々を遠景に、もみの木の林が続いているカードでMerry Christmasという字の下に「You are the only person I love so much (あなたは私が愛するただ一人の人です)」と書いてある。青年はとても気に入り、店長に言った。「五枚ください」。

以上は私が直接聞いたメッセージからの引用だが、「アメリカンジョーク」などという本には、教会やキリスト教を題材にしたものがかなり多い。その中から私の好きなもの(ややブラックジョークめくが)を一つ紹介したい。カトリックの神父のもとへ懺悔にきた中年の婦人曰く、「神父様、私は本当に罪人です。毎朝、罪を犯してしまいます。と言いますのは、朝、鏡で自分の顔を見るたびに、なんと美人なんだろうと思ってしまうのです」。婦人の顔をじっと見てから神父は厳かに言った。「ご婦人、ご安心ください。それは罪ではなく、単なる思い違いです」。

今回はまじめな教会ユーモアに終始するのであろうと思っておられた読者を(心地よく?)裏切

るようで申し訳ないが、酔っ払いの話を二つ紹介したい。酔っ払いも「心地よい裏切り」をよくしてくれる。

酔つ払い

〈その一　回る家〉

古典落語の落ちはしばしば「心地よい裏切り」である。飲んだくれのおやじとそれに輪をかけたような道楽息子がいた。飲んではけんかをする。ある日も、二人ともベロベロ。おやじ曰く、「お前のような顔が二つも三つもある奴にはこの家はゆずれん」。息子曰く、「こんなぐるぐる回る家なんかもらいたくもないわい」。

〈その二　長い階段〉

飲み友達の二人。いつもよりかなり多めに飲んでへべれけ状態。道に迷って電車道を歩き（時には這い）始めた。一人が曰く、「長い階段だ。登っても登っても終わりにならん」。もう一人が言った、「階段が長いのは許せるが、手すりが低すぎる」。

今回は「ズレ」や「裏切り」がユーモアの原点であることについて述べた。これは川柳の心にも通じる。最近新聞の川柳欄に当選句として載った私の川柳を披露して結びとしたい。

狭いほど美味い気がするうなぎ屋さん

還暦とユーモア

本年（一九九九年）は淀川キリスト教病院ホスピス設立十五周年にあたる。何か記念の講演会でも開いたらどうかと密かに思っていたら、話が私のおもわくとはかなり異なった方向に発展した。十五年の間にホスピスで働いたスタッフの同窓会を兼ねて、私の還暦を祝う会をしてくれることになった。うれしいことである。

五月二十九日、私の六十回目の誕生日にあわせて、六〇名の方が集まってくれた。とても楽しい会であったが、その中でも「症例検討会」は圧巻であった。私は笑いすぎて、終いには涙が出てきた。一九七三年以来ずっと続いている検討会は優に七〇〇回を超えている。この検討会がホスピスの母体になったのである。参加者は全員、この検討会を経験している。きっちりと話し合う必要がある患者を一名とりあげて、皆でケアの方向性を探るのである。

さて、ここからが問題である。こともあろうに私がホスピスに入院してきたら…という想定のもとに検討会のときに使うケースシート（現病歴、入院後の経過、患者の背景や性格特徴などをまとめたもの）がオーバーヘッド・プロジェクターで映し出されたのである。ホスピスのI医師が大声で読み上げ、爆笑の渦であった。以下にそれを示す。

還暦の症例検討会

テーマ　症状の訴えが頻回で、スタッフの指示に従わない患者の支え方
患者名　T・K氏
生年月日　昭和十四年五月二十九日
年齢　六十歳
性別　男性
原発　舌がん

〈一、現病歴〉

半年前、「ターミナルケアとユーモア」という題で講演中、舌のしこりと疼痛を自覚した。気になりだすと落ち着かないたちで、ホスピスの医師やナース、はたまた秘書にも頻繁に患部を見せ、そのすべての人に「しゃべりだこですよ」などと聞き流されていた。結局、O大学の口腔外科を受診し、舌がんの診断となる。即日、手術による摘出を勧められるも、しゃべられなくなることが全く受け入れられず、「しゃべられなくなると、余計にストレスがたまる。最後まで、しゃべり続けたい。しゃべられないのなら、死んだほうがまし」と言い、手術を拒否した。その後、疼痛は増強し症状の訴えが頻回で、家族も看病に音を上げてしまった。ホスピスの特別室でないと入院はいやだという条件のうえ、症状コントロールの目的にて今回、ホスピスに入院となる。

〈二、入院後の経過〉

入院後、MSコンチンの投与により疼痛はほぼ緩和された。しかし、時々出現する発作的な痛みや違和感に対して、不安が強くなり、ナースコールを頻回に押し、モルヒネ水の追加を希望する。しかし、一方でモルヒネによる眠気も受け入れられず、MSコンチンの増量は希望しない。リタリン（眠気の防止剤）の併用も考えられたが、副作用でさらに多弁になったりハイになったりする危険性があるため、主治医は躊躇している。また、日にち感覚のずれ、物忘れもひどく、若干の混乱や会話を止められない傾向もみられてきた。しかし、がんそのものは進行が遅く、予後はまだまだ長期の状況である。患者の不安は非常に強く、家族も仕事があって二十四時間付き添うことは不可能で、退院は難しい。しかし、立場上転院を勧めることもできず、他院への迷惑も考えられるため、ホスピスにおいて長期入院になる可能性が高くなってきており、婦長は深く悩んでいる。

〈三、家族、社会、生活、経済的背景〉

大阪大学医学部卒業後、精神科を専攻し、ワシントン大学留学を経て、淀川キリスト教病院に精神科を開設。その後内科の研修を経てホスピスを開設し、一九九三年大阪大学人間科学部に移る。淀川キリスト教病院では名誉ホスピス長として週に一、二回、患者を回診している。現在でも毎日、病棟には電話連絡を入れており、「ホスピス医師以上に病棟のことはよく知っている」というのが心密かな自慢の種である。しかし、準夜勤の忙しいときに電話がかかることもあり、そのようなとき突然、新作川柳を披露し、感想を求めてくるので、慣れない新人ナースなどは電話を切ることができず、困ることがある。

現在、八十六歳の母親、五十八歳の妻、次男、長女と同居。長男はオーストラリアに在住。

著書に対するおばちゃん層のファンは多く、印税収入は多額であり、経済的問題はない。ちなみに『老いはちっともこわくない』(日本経済新聞社、一九九八年)がもっとも新しい著書ではあるが、「老い」をもっとも恐れているのは患者自身であることは、スタッフの間では周知の事実である。

〈四、患者のプロフィール、人間関係、性格特徴〉

川柳とゴルフが趣味。ほとんどの川柳は通勤途中、信号待ちの時と、教授会の最中に作るという。最近では川柳でなくとも、日常会話も五七五で答えてしまう。それらの川柳は、これまた自慢の手帳に書きつけられている。その手帳は、予定表のページより川柳のページの方が多いのではないかともっぱらのうわさである。その手帳が行方不明になった時と、トイレの便器に落としたときの動揺は、すさまじいものであったと報告されている。

ゴルフは大学に勤務するようになって始めた。腕前は不明だが、かなりのものらしいとのうわさである。

慌てると日本語が乱れ、英語でしゃべる傾向がある。しかし、申し送りのとき、ナースの日本語の乱れは許せず、申し送りを遮ってでも注意してしまう傾向は日に日に強くなってきている。特に頭痛が痛い、良く良眠された…などは許しがたい様子である。

日にちの感覚がずれる（診療のとき、患者によく日にちを質問するが、実は本人もわかっていないので、患者の見当識障害は判定できない。しかし、患者自身もショックを受けずに済むので助かっている）。

時間に対しては厳しい方で、宴会の時間などは遅刻したことがない。しかし、これまでに「ぶっ飛ばし事件」が二回報告されている。

その一　翌日、病院の朝礼当番であることは寝るときまでは理解し準備していたが、起きた途端忘れてしまい、通勤途中の信号待ちで突然思いだしたこと。結局、伝道部が代わりに礼拝メッセージを行った。以後、礼拝に遅刻するのではないかと、伝道部には毎回恐れられている。

その二　当日、オーストラリアに出張であるにもかかわらず、翌日の出発と勘違いし、病棟回診のため来院したこと。秘書に「今日、出張にお出かけになるのでは？」と昼ごろたずねられた時の焦った顔は、すべてのスタッフに目撃されている。

〈五、患者の問題、ニーズ〉

その一　何か言いたいことがあると、即言わずにはおれない。
その二　言いたかったことを忘れてしまうと、思い出すまでスタッフを離さずにつき合わせる。
その三　他愛のない症状の出現でも、待ったなしでナースコールを頻回に押してくる。
その四　忙しい時に川柳を披露し感想をたずねるため、ナースは他の患者のケアができない。
このような患者をいかに支えるか。

ここで症例呈示は終わる。その直後、I医師は「それではいつものように、柏木先生にまとめていただきましょう」と言った。これにはまいった。私はいつも検討会では、できる範囲で患者の理解の仕方やケアの方向性について私なりにまとめる努力をしている。しかし、自分のケアの方針を自分でたてるのは初めての経験である。とっさに「これはかなり難しい症例なので、よく考えて後日文章で発表します」と、その場を逃れ、還暦祝いのお礼の言葉を述べた。文章にすると約束をしたので、以下にこの症例の理解とケアの方針について短くまとめてみたい。

症例のまとめ

〈T・K氏の理解とケアの方針〉

（註　これはあくまで「ユーモア講座」のページ上のケースです。一般臨床場面での応用には不適切な部分もありますのでご注意下さい）

前出の「患者の問題、ニーズ」に焦点をしぼって、この患者の理解とケアの方針をまとめてみたい。

その一　言いたいことがあると、すぐに言ってしまうという傾向はこの患者の大きな特徴である。この性質を困ったものと受け取らず、ケアしやすい有り難い患者と受け取るべきである。何を考えているのかさっぱりわからない患者よりはずっとましである。

その二　スタッフを離さず、つき合わせるというのは、患者がスタッフを心から信頼している証拠である。有り難いことだと受け取り、患者が満足するまでつき合うのがスタッフの役割である。

その三　症状に他愛があるかないかを判断するのは、スタッフではなく、患者であるという看護の基本に立ち返る必要がある。患者にとっては他愛のない症状はないのである。

その四　川柳を披露し感想をたずねるという行為は、専門的にいうと自己開示力が優れているということである。すなわち相手を信頼し、自分の心を開く力が患者にあり、開かせる力がスタッフにあるということで、双方にとって、非常によいことなのである。

〈結　論〉

還暦を迎えた患者は、頭もかなり固くなっており、話し合いのうえで納得してもらうことはほぼ不可能に近いと考えられる。患者をそのまま、あるがままに受け入れ、好き勝手にさせてあげることがベストのケアと考えられる。

受容とユーモア

死を受容するとき

〈夏に死ぬ〉

イギリスの有名な精神科医であるジョン・ヒントンが最近のジャーナル（Palliative Medicine 13：19-35、1999）にがん患者の死の受容について、興味のある論文を書いている。その中で彼は、ユーモアが死の受容の一つの表れであると述べている。すなわち、死を受容した患者はユーモアをもって周囲の人々と接することができる、というのである。彼は論文の中で、一人の末期患者の例をあげている。彼女はナースに「私、夏に死ぬことに決めたの」と言った。ナースが「どうしてですか」とたずねると、「だってお世話になった人々に少しは涼しい思いをしてもらったほうがいいでしょう」と答えたという。すばらしいユーモア感覚である。

〈秋に死ぬ〉

先年亡くなられた私の大学時代の恩師、金子仁郎先生（大阪大学名誉教授、死の臨床研究会初代代表世話人）も見事に死を受け入れておられた。胃がんの肝臓転移で弱られ、春に自宅にお見舞いにうかがったときに、とても穏やかなお顔で言われた。「柏木君。死ぬのは秋にするわ。夏の葬式は皆暑うて大変やもんな」。先生は九月に亡くなられた。

〈天国と地獄〉

一九九八年九月、カナダで開催された「国際ホスピス大会」に招かれて日本のホスピスについて発表する機会があった。私のすぐ後の発表が素晴らしかった。発表者はアイルランドの女性の医師で、田舎の自宅で死を迎える年長者の在宅ケアに取り組んでおり、しばしば素晴らしいユーモアに接するという。八十七歳の膵臓がん末期の女性が、次第に衰弱が進み、死が近づいていることを自覚し始めた。往診のとき、「あと一週間ほどで、向こうへ行けそうな気がします」と言うので、医師が「天国にですか」とたずねると、患者はいたずらっぽい微笑みを浮かべて、「行くのは天国でも地獄でもいいんです。きっとどちらにもたくさん友人がいると思いますから」と答えた。

〈「待ってます」〉

私自身の経験を述べたい。ホスピスを始めて三年目の頃、七十二歳の肺がん末期の女性が入院してきた。かなり強い呼吸困難があったにもかかわらず、とても落ち着いた入院生活を送られた。死が近づいていることを体で感じ始めたある日の回診のとき、彼女は「先生、お世話になりました。やっと向こうへ行けそうです。先に行って待ってますから、先生も来て下さいね」と言った。普通ならギョッとする言葉であるが、それまでに何度も死について話し合っていたので、彼女の言葉には特に違和感はなかった。私は思わず「ええ、いつ行くかはわかりませんが、きっと行きますから待っていてくださいね」と言った。早く彼女に会いたいとはまだ思ってはいないが…。

困難な状況を乗り越える

ユーモアが受容の表れである場合は確かに存在する。この場合、ユーモアは受容の結果である。

しかし、困難な状況を受容するためにユーモアを活用することもある。前述のヒントンは、受容の表れのユーモアと受容を目指してのユーモアが、時には区別しにくい場合があると書いている。

アメリカのユーモア療法の専門家であるラクストンは、自ら乳がん患者である。闘病生活でつらかったとき、何か面白いことはないかと探し回ったという。彼女はこの自らの体験を通してユーモアの重要性を実感し、この道に入ったという。ユーモアは困難な状況と闘っていくための一つの有力な方法なのである。このことと関連して、テレビで見た映画の印象的な場面を二つ思い出したので、紹介する。

〈流行の靴〉

新婚夫婦の家が火事になった。二人は懸命に消火に努めるが火の勢いは衰えない。二人はパニック状態になる。家をあきらめて、やっとのことで外へ出る。道路の真ん中で焼け落ちるわが家を見ている二人。夫がふと妻の足元を見て、「君、赤の靴と黒の靴をはいているね」と言った。妻は平然と「今年の流行よ」。二人は肩を抱きあって歩き始める。

〈スリと刑事〉

『48時間』というエディ・マーフィーがスリ役で登場する映画のラストシーンが気に入った。素晴らしいユーモアである。背景の説明がやや長くなるが、辛抱してつき合っていただきたい。主演の刑事が追っている犯人の逮捕のためにどうしても拘禁中のスリの助力が必要になり、刑期途中で犯人逮捕に協力することを条件に釈放する。スリは何度も刑事のお陰で刑務所生活を余儀なくされてきたので、初めは協力しなかったが、刑事の犯人逮捕への情熱に動かされて次第に協力するようになる。やがて、二人の間に奇妙な友情が芽生える。ついに犯人の居場所を突き止めた二人は部屋へ乗り込むが、ちょっとした失敗で犯人はスリの首にナイフをあてて楯とし、ピストルをかまえる刑事に「銃を捨てろ。さもないとこの男の命はないぞ」と言う（例のよくあるシーン）。ここからがこの映画のユニークなところ。なんと刑事はスリに向けて発砲する。予想外のことに犯人が一瞬ひるむ。その瞬間、物陰に隠れていたもう一人の刑事が犯人に飛びかかり逮捕。

救急車で病院へ運ばれようとしているスリのところへ刑事が顔を出す。「本当に撃つなんてひどいや」とスリ。「すまない。あれしか思いつかなかったんだ。ちゃんと急所ははずしてある」と言ってスリをキュッと抱きしめる。救急車は去り、刑事はホッとして、たばこを吸おうとライターを探すが見つからない。そして、ラストシーン。スリは抱擁の際にスッたライターをとりだして、火をつける。真っ白な歯を見せて、ニッと笑う顔がアップになって映画が終わる。

〈お迎え率〉

はっきりとユーモアとはいえなくとも、何となくユーモアを感じさせることは世の中に多くある。ターミナルケアに関していえば、「お迎え」という表現がそれに当たるように思う。ホスピスでの経験であるが、高齢の患者が「先生、私はもう十分生かしてもらったので、はやくお迎えが来ればいいのにと思うのです」と言うことがある。ある患者さんは「いつでも行けるのに、迎えが遅い」と言った。私は思わず、「まだ順番が来ないのでしょう」と答えた。

宮城県で在宅ホスピスを目指している医師が、興味ある観察を話してくれた。農村地帯ではかなりの人が自宅で死を迎える。彼の印象によると、会話の中で「お迎え」という言葉を使う患者は安らかな死を迎えやすいという。私は何割位の患者がこの言葉を使うのかとたずねたが、そこまではわからないとのことであった。そこで私は彼に一つの提案をした。「先生、今の話、とても面白いので是非きっちりと研究して、データを出してください。私の予想では都会よりも田舎の方が、お迎えという言葉を出す人が多いように思います。仮に、先生がこれから看取る七十歳以上の人のうちで、お迎えという表現をした人の割合を「お迎え率」と名づけましょう。私も大阪という都会でお迎え率を調べますから、『田舎と都会のお迎え率の違い』という題で共同研究をしましょう」と冗談半分に提案した。彼はかなり乗り気のように見えたが、それ以後なんの連絡もないところをみると、私の提案を半分ではなく、全部冗談と受け取ったのかもしれない。

コーピング（coping）という言葉がよく聞かれるようになった。困難な事態にどう対応するかを研究する分野であるが、ユーモアはこのコーピングの有力な手段であるように思う。昨年、ニュージーランドのホスピスを訪問したとき、ホスピスチームの役割をまとめたスライドを見せてもらった。情報の共有、一致したケア…など七項目の一番最後に「一緒に楽しむ（Have fun together）」という項目があり、とても印象的だった。日々死に対峙する厳しい勤務にうまく対応（cope）していくためにはスタッフが共に楽しむ機会が必要になる。スタッフがユーモアのセンスをもち、それをお互いのコミュニケーションに生かすことができれば、それもよりよいコーピングになると思う。

ユーモアは同じ視線で

「ターミナルケアの基本は平等意識だと思いますよ」と言ったのはフリージャーナリストの岡村昭彦氏だった。死の臨床研究会の会場での立ち話だった。この短い言葉は私にとって非常にインパクトがあった。彼はベトナム戦争の写真を撮った後、世界各地のホスピスを取材した。その結果、彼が感じたのが、ホスピスでは看取る者と看取られる者が平等である、ということだった。

立場を越える

〈医療の世界の不平等〉

医療の世界は不平等がまかり通っている。医者は強者で患者は弱者である。入院してみれば、このことはすぐに実感できる。私は二年前に肺炎で二週間ばかり入院したが、なぜ患者はこれほど弱い立場に立たされるのかと思った。自然に遠慮してしまうのである。自動的に上下関係、強弱関係が成立するのが医療の現場である（ごく少数、驚くほど強い患者が存在するが）。

回復可能な疾患で入院している患者は入院中、切ない上下関係につらい思いをしても、退院すればまたもとの生活に戻ることができる。しかし、ターミナルステージにある患者はやり直しがきかない状況で、人生の総決算をしようとしているのである。上下関係、強弱関係によって、みじめな最期にならないように、スタッフは細心の注意を払う必要がある。

具体的には、上下関係を助長することをできるだけ避けることである。たとえば、ベッドサイドでは必ず座ること。立って話をすると、視線も声も上から下へとなり、患者は圧迫感を感じる。さらに積極的には、上下関係を取り払う工夫をすることである。これにユーモアが、おおいに役立つ。

〈平等意識とユーモア〉

最近亡くなられたSさんの話をしたい。七十八歳の女性で、末期の膵臓がんでホスピスに入院となった。ご主人とは数年前に死別し、子どももなかった。しっかりした方で、回診のたびに笑顔で迎えてくださった。しかし私は、どうも彼女に私やスタッフに対する（ひょっとすると私に対してだけかもしれないが）遠慮があるように感じた。彼女と私の間に何か壁を感じたのである。その壁は上下関係、強弱関係の壁、医者と患者の壁であったのかもしれない。私はこの壁を何とか取り払いたかった。朝の申し送りで、彼女が元気なころ俳句を楽しんでいたことを知った。そこで、それを壁取りに利用させていただく決心をした。

回診のとき、私はSさんに言った。「俳句をたしなんでおられたと、お聞きしました。私は川柳に興味をもっています。ときどき新聞にも投句します。先日こんな句を作りました。

話し出す前まで上品だった人

というのですが」、ここでSさんは爆笑。思いのほか受けたので調子に乗って、「俳句ができる人はきっと川柳もできると思います。回診の度に一句ずつ交換しませんか」とたたみかけた。「そんなの無理ですよ」としり込みしていたSさんも再三の私の勧めにやっと乗ってくれた。こうなると、患者の必要を満たしているのか、医者の必要を満たしているのかわからない。ただ、私のこれまでの経験では、少し無理をしてでも、交換を始めると、それは患者さんのためになる（こちら側の勝手な解釈であるという可能性は依然として残るが）。

次の回診のとき、Sさんは一気に八つもの句を披露してくれた。これには私も驚いた。「やってみると、俳句より簡単ですね。季語を考えなくていいので助かります」とニコニコ。そのうちの秀作を二つ紹介する。

薬よりパンチの効いた川柳子

回診日表も裏も見てござれ

なかなかやるものである。私の返句は、

口紅をマスクに取られ風邪の顔

タマゴッチみんな育って姿消し

一句目はお色気があってなかなかいいですね、とのSさん評をいただいた。このようにして二人の川柳交換が始まった。それと同時に私はSさんと私との間にあった壁を感じなくなった。Sさんもきっと同じ感じをもったに違いない。医者、患者という立場の違いはあっても、基本的にはそれぞれ限界をもった一人の人間同士であり、その意味では平等なのである、という意識が二人の間に芽生えたのである。そして、これを可能にしたのがユーモアであった。「音楽は国境を越えた共通の言語である」といわれるが、「ユーモアは立場を越えた共通の言語である」といえるのではないか。

生活の中で

〈生活回診〉

私は今もホスピスで週二回（一回になることも多いが）回診をしている。朝九時過ぎにスタートして、終わるのは午後五時前後になる。約二十名の患者さんを一人一人、十分時間をかけて回診する。私の回診は、たとえば大学病院の回診とはかなり異なる。研修に来た医学生がこのことにまず驚く。私も何度か内科や外科の回診についたことがあるが、その印象は患者が無視されているということであった。教授や部長が主治医と患者のベッドサイドで専門語で話し、患者の訴えに耳を傾けるといった雰囲気が全くない。回診が患者のためになっているのだろうか、といつも疑問に思っていた。自分が回診をする身になってまず思ったことは、患者の役に立つ回診をしようということであった。私は自分の回診を勝手に「生活回診」と呼んでいる。もちろん医学的な診察をし、主治医と症状のコントロールについて話し合い、患者の訴えに耳を傾け、精神的に支える、というホスピス医として当然なすべきことはする。それにつけ加えて、患者の生活に密着した話し合いをする。仕事の話、趣味の話、家族の話などにかなりの時間をさく。ホスピスにおいてはそれがとても大切である。患者は一人の人間として扱われ、われわれは立場を越えて一人の人間として、患者に関わる。そして、生活回診の中にユーモアを入れる努力をする。私の場合、あまり努力しなくても自然にそうなるのだが。ユーモアを交えた生活回診をすると、医者と患者の壁がとれる。生活に結びつくものであれば何でも取り上げる。具体的に生活回診の例をあげてみたい。

〈その一　故郷の話〉

Aさんは五十八歳の女性患者。子宮がんの末期でホスピス入院。痛みがうまくコントロールされて、やや余裕ができた日の回診。診察が終わってからの会話を再現する。

（私）　Aさんは淡路島の出身だそうですね。
（Aさん）　そうなんです。洲本の近くです。
（私）　実は私も淡路島なんですよ。五色町です。
（Aさん）　まあ、そうですか。なつかしいですね。
（私）　淡路島の特徴はなんだと思いますか。

（Aさん）　えーと…、水とお米がおいしい。

（私）　賛成ですね。でも、もっと大切な特徴があると思います。私の答えは、人間がいいということです。もちろんAさんも私も含めての話ですが。

二人は笑い、病室には和やかな雰囲気が漂った。生活回診にちょっとしたユーモアが入った例である。

〈その二　野球とゴルフ〉

Bさんは大の阪神ファン。ナイター中継があると、どんなに遅くなっても観てしまう。阪神が勝つと痛みが軽減し、負けると増強する。私も阪神ファンなので話が合う。元気な頃はよくゴルフをしたとのこと。私も始めてもうすぐ四年、これも共通の話題だ。Bさんはなぜタイガー・ウッズがよく飛ばすのかを解説してくれる。この解説が長い。時間の余裕があるときはいいのだが、急いでいる時は困る。

阪神が負けた次の日の回診はお互いにつらい。診察が終わると愚痴の言い合いになる。勝てる試合を落としたとBさんはご機嫌斜め。何とか元気を回復してもらおうと一計を案じた。「Bさん、阪神があまりにも不甲斐ないので、私は激励する意味をこめて川柳を作りました。新聞に投稿したので、もし採用されれば、タイガースの選手が見てくれて、発奮するかもしれませんからね。こんな句です」と紹介した。

タイガーの爪の垢飲めタイガース

Bさんは吹き出して、「先生、これはよろしい。傑作です。きっと新聞に載ります」と保証してくれた。Bさんの保証にもかかわらず載らなかったが、少なくともBさんの「敗戦後うつ状態」には少し効果があったと思っている。

ホスピスは人と人とが支え合う場だと思う。スタッフが患者を一方的に支えるのではなく、スタッフも患者や家族によって支えられる。「支え合う」ためには平等意識が決定的に重要だ。この意味でホスピスケアにおけるユーモアのセンスは非常に大切なのである。

ユーモアは壁を崩す

一九九九年九月二五～三〇日、アメリカ　コロラド州のボルダー（デンバーから一時間）で第二五回International Work Group on Death, Dying and Bereavement（死と悲嘆に関する国際ワークグループ、通常IWGと呼ばれる）が開かれ、一五か国の代表一二五名が参加して発表と討議がなされた。一般に公開されるものではなく、参加者はこの会のメンバーかメンバーによって招待された者に限られる。私はシシリー・ソンダース[注]先生が招待してくださり、メンバーであるアルフォン

（注）近代ホスピスの第一号といわれるセントクリストファー・ホスピス（英国、ロンドン）の創設者で、医師、看護婦、ソーシャルワーカーという三つの資格をもつ。世界のホスピスの母といわれる。

ス・デーケン先生とともに参加し、「日本の末期患者の死への心理過程」について発表した。参加者は医師、ナース、ソーシャルワーカー、チャプレン、臨床心理士、社会学者など多彩である。このIWGで経験した三つのユーモアを紹介したい。

私は自己中心的ではない!!

IWGの目的は、人間の死と悲嘆に関わる人々が互いに学び合い、支え合うと同時に、この分野の研究をし、リーダーとして活躍できるようにすることである。六日間にわたるプログラムの中で特徴的なのは、一〇のグループ（一グループ約一〇人）に分かれて合計七回もたれるワークグループ・ミーティング（一回約二時間）である。ひとつの課題を徹底的に話し合い、グループでまとめ、それを報告して文章化する。これまでに、このワークグループから出た文章が世界的に大きな影響力を発揮したことも多いと聞く。

私の配属されたグループにマイクという名のアメリカ人がいた。臨床心理士の彼は、ユーモアのセンスがあり、好感がもてる人であった。コーヒー・ブレイクのとき、話題が人種差別のことになった。アメリカにおけるユダヤ人（Jewish ジューイッシュ）差別へと話が進んでいった。その途中でマイクがとてもよいタイミングで「面白い話を紹介しよう」と切り出した。彼には三人の孫（四歳、五歳、七歳で皆男の子）がある。ピクニックに連れて行ったとき、四歳の孫がクッキーが欲しいと言うので三〜四個、ピクニック・テーブルに置いてやると、おいしそうに食べはじめた。それを見つけた他の二人の孫が駆け寄って来てクッキーを取ろうとすると、四歳の孫は取られまいとして両手でクッキーを囲った。マイクが思わず、“You are selfish!!”と言うと、孫は“No, I am Jewish”と答えた。ここで皆はドッと笑った。

マイクは小さなユーモアで、自分がユダヤ人であることをグループに知らせたのである。同じアメリカ人であれば、姓や顔付きからユダヤ人だと大体わかるらしいが、他の国からの参加者にはわからない。他の参加者が、彼がユダヤ人だとわかっていれば言わなかったことを、知らずに言って、後でわかった時に困らないようにとの配慮がマイクにはあった。彼がユダヤ人であることがわかってから、話の内容は微妙に変化した。皆が彼に配慮したのである。マイクは話の内容から、自分がユダヤ人であることを皆に知らせておくことが大切だと判断したのであろう。自分と他の参加者の間に自分で壁をつくっていたのかもしれない。そして、その壁を崩したいと願った。単刀直入に“I am Jewish”と言わずに孫を登場させたところに、彼のユーモアのセンスと周りの人に対する配慮を感じた。そして、その壁は見事に崩れた。

誰かが景色を動かした

会議の最終日に、半日だけロッキー山脈国立公園への観光があった。参加者が二台のバスに乗って出発した。世界各国の代表者を乗せているので、私が乗ったバスの運転手さんはかなり固くなっているようで、彼の背中に緊張感が表れていた。バスは曲がりくねった山道をゆっくりと登っていく。雄大な山並みの緑と晴れ渡った空の青のコントラストが美しい。うっとりと眺めていると、運転手が口を開いて、「次の曲がり角を曲がった直後の景色が国立公園の中で一番美しい景色です。皆さんカメラの用意をしてください」と言った。皆、鞄からカメラを取り出した。私もシャッターを切る用意をした。バスはゆっくりとカーブを曲がった。ところがである。曲がったところから見える景色は特別美しくもなんともなく、ごく平凡なものであった。皆が狐につままれたような顔をしていると運転手は、"They moved it (誰かが景色を動かした)!?" と言った。バスの中は笑いの渦。彼は一曲りまちがえたのだ。しばらく走って次の曲がり角を曲がると、なるほど素晴らしい景色が眼前に広がった。真っ青な水をたたえた湖に真っ白な雲が映り、一幅の絵を見ているようであった。

皆が「オー」と声を上げた。私が"They moved it here（景色はここへ移したのですね）!?"と言うと、彼は"Oh, yes（そのとおり）!?"と答えた。

このエピソードの後、彼の背中から緊張が消えた。彼はリラックスして前の方に座っている乗客と話しはじめた。彼と乗客の間に存在していた壁がなくなった。それは興味ある変化であった。それまでは運転手と乗客という二種類の人間がいたのが、バスに乗っているのは一種類の人間で、ただ、たまたま彼が運転をしているという感じになった。彼は、自分が緊張していることはおそらく自覚していたであろう。そして、何とかリラックスしたいとも思っていただろう。彼は自分と背後にいる乗客との間に壁を感じていた。その壁を崩したいと思っていたかどうかはわからないが、彼の"They moved it"という一言が壁を崩したことだけはまちがいがない。ユーモアは立場の壁を崩す力を持っている。

飛行機の着陸

この会議で経験したもうひとつのユーモアを紹介したい。一〇人のグループで七回のミーティングをするのだが、議題も、一議題に費やす時間もメンバーの話し合いで決まる。三回目のミーティングのとき、「緩和ケアの将来の課題」について話し合っていた。多くの課題が出され、それぞれ検討された。この話し合いはこれぐらいにして、次の議題に移るか、もう少し話し合うか、グループリーダーが皆に意見を求めた。誰も意見を述べないので、沈黙に弱い私は口火を切った。「今回のミーティングを飛行機の旅にたとえたい。緊張のうちに安全に離陸して、水平飛行に移り、食事を済ませて、今、空の旅を楽しんでいるところのように私は感じている。やがて高度を下げて着陸するのであるが、それにはまだもう少し時間がいる。私の希望は今しばらく水平飛行を続けることだ」。あまりよいたとえだとは思わなかったが、これが皆に意外に受けて、笑いのうちに続行が決まった。

会議は続いていたが、しばらくして私はトイレに行きたくなって席を立った。リーダーが「どこへ行くのか」と尋ねるので、「ベルト着用のサインが消えたのでトイレに行く」と言うと、また笑いの渦。トイレから帰ってしばらくして、飛行機は無事着陸した。

翌日、第四回目のミーティングに出るために会議室に入って驚いた。それぞれの机の上におもちゃの飛行機が置かれている。五センチほどの小さな飛行機だが、ドイツ製でなかなかしゃれている。前日のミーティングで飛行機の話が出、たまたま街に出た時におもちゃ屋で見つけたので、皆の思い出になればと思ってリーダーが買ってきたものであった。私の小さなユーモアに小さな飛行機で答えてくれたリーダーの大きな心に感謝した。しばし飛行機の話に花が咲いたが、リーダーのリードでその日の会議も離陸、着陸ともかなりうまくいった。

ユーモアにはグループをまとめる力もある。それぞれのメンバーが持っている年齢、性、国籍、専門、生活背景、立場などの壁を超えて、ひとつの主題に取り組むためのまとまり、それをユーモアが助けるのである。

【第四章】

ユーモアが生むもの　伝えるもの

【対談――アルフォンス・デーケン】

●アルフォンス・デーケン

上智大学文学部教授。一九三二年ドイツに生まれる。フォーダム大学大学院で哲学博士号を取得、一九五九年来日。「東京・生と死を考える会」会長。一九九八年死への準備教育普及の功績によりドイツ政府から功労十字勲章、一九九九年には東京都文化賞などを受賞している。

主な著作に『死とどう向き合うか』NHKライブラリー、『ユーモアは老いと死の妙薬』講談社、『生と死の教育』岩波書店、『第三の人生』南窓社、『旅立ちの朝に』(曽野綾子氏共著)新潮文庫、『〈叢書〉死への準備教育』メヂカルフレンド社など

「にもかかわらず笑う」

柏木　デーケン先生は、ユーモアについてずいぶんこだわって研究を重ねておられますが、何かきっかけがあったのでしょうか。

デーケン　ひとつはドイツでの子ども時代、もうひとつは日本に来てからのことです。私は子ども時代を第二次世界大戦の中で過ごし、何度も連合国軍の空襲を体験しました。七人きょうだいで食料も乏しく、家族中が大変苦しかった。

いま振り返ってみると、父は豊かなユーモアセンスの持ち主で、緊張感をゆるめるために、ユーモラスなことや冗談を言って私たちを笑わせていました。あれほどつらいときに明るい子ども時代を過ごすことができて、父に感謝しています。あとになって、なるほど、つらいときでも、ユーモアのセンスを持っている人は皆の救いになれるのだと感じました。多くのドイツの家庭は生真面目でしたから、これは父からの貴重な贈り物でした。

もうひとつは、私が来日して間もないころのエピソードです。私はフランスの船でマルセイユから横浜に到着したのですが、そのとき私が知っている日本語はふたつだけ、「サヨナラ」と「フジヤマ」でした。あとで「フジヤマ」はまちがいだとわかって、結局、自分の日本語の知識の五〇％は誤っていたと知ってとてもがっかりしました（笑）。

それから日本語を一生懸命勉強しましたが、なかなか日本人とコミュニケーションがとれないことがつらかったです。ある日、親切な日本の家庭に招待されました。不安になっている私に、アメリカ人の友人が三つのルールを守ればよいとアドバイスをしてくれました。ニコニコして、よくうなずいて、たまに「そうですね」と言えば大丈夫だと言います。それで私は、おいしいご馳走を食べながらよくうなずいて、だいたい五分ごとに「そうですね」と言いました。わりとうまくいっていたのですが、食事の終わりに奥さんが「お粗末様」と言ったとき、私は大きくうなずいて「そうですね」と言ってしまったのです（笑）。奥さんの顔を見て、「これはまずい」と思いました。

あとで自分の失敗に気づいたときに、「ユーモアとは、にもかかわらず笑うことである」というドイツのユーモアの定義を思い出しました。失敗や苦しいことがあっても、「にもかかわらず」、謙虚に、自分の失敗を認めてまわりの人と一緒に笑い飛ばす自己風刺のユーモアの必要性です。

このふたつの経験が、私がユーモアに関心を持つようになったきっかけでした。

柏木　私にも同じような体験があります。私は三歳のときに父親を亡くし、母ひとり子ひとりで育った真面目な子どもでした。母は看護婦で、家庭はあまり豊かとはいえない状況でしたので、ただ一生懸命、医者になろうという気持ちで勉強していました。母もユーモアのセンスがあるというわけではない。ですから、ユーモアの素地がなかった。のちにアメリカに留学して、ことばで苦労したことがいちばん大きなきっかけになったと思います。

デーケン先生が日本語で苦労されたのと同じように、私は英語でたいへん苦労しました。留学前にかなり英語の勉強をしたつもりでしたが、現地に行ってみると全然わからない。とくに黒人の方の英語がわからない。精神科のレジデントだったとき、はじめて持った患者さんが七二歳の黒人のアルコール中毒の人で、歯がまったくない。やや酔って入院してきて何か話しているのですが、ほとんどわからない。

しかたなく黒人のナースに、「悪いけど、彼が何を言っているのか少しわかりやすい英語で私に教えてほしい」と言いました。彼女はしばらく彼の話を聞いていて、「私にもわからない」と(笑)。これですごく安心して、「そうか、私の聞く能力が悪いのではなく、患者さん自身の話し方が悪いんだ」と思いました。

それでも、苦しいときにはまわりのスタッフのユーモアのセンスに本当に助けられました。これが、私がユーモアに開眼したきっかけです。

たとえば教授が、「テツオ、このごろどうだ?」と聞くので、「まだまだ英語で苦労しています」と答えると、「テツオは何年いるつもりだ?」と言う。「一応、三年はここで勉強するつもりです」と言うと、「それだったら大丈夫だ。私の孫は三歳でとてもきれいな英語を話すから、三年いるんだったら何の心配もいらない」と言う(笑)。孫と一緒にされるのはやや腹が立ちましたが、彼のそのことばに救われて、これだったらやっていけると思いました。そういう意味では、ユーモアのセンスはとても大きな力になると思います。

心のふれあいから生まれるもの

デーケン　私は毎年のように世界中のホスピスを視察していて、もう二〇〇以上のホスピスを見てきました。ホスピスの医師、看護婦、ソーシャルワーカー、ボランティアたちは、患者さんの死に次々と直面するのに、普通の病院の関係者よりもユーモアのセンスが豊かだと感じました。これは世界中のどこのホスピスについてもいえることです。

私は、人間はだれでも、苦しい状況下にあればあるほど、自分の中にある貴重な能力を開発することができるものだと思っています。つまり、明らかにホスピスで働く人のストレスは大きいですね。だからこそ、自分のストレスを緩和したり、患者さんとのコミュニケーションのために、ユーモアのセンスを開発するようになるのでしょう。ストレスで病気になるスタッフや職場を去る人もいますが、一方で、自分の潜在的な能力としてのユーモア感覚を開発するきっかけにできる人もいるわけです。

柏木　たしかに、そのことはターミナルケアの場で働いてきた者として実感します。ユーモアのセンスを持っていなければ続けることができないという感じもします。私は、ある患者さんからターミナルケアにおけるユーモアの大切さを学びました。

ホスピスをはじめた初期のころ、ある食道がんの末期の中年のご婦人がおられました。食道が狭窄してきて、お腹はへっても食べられない。回診のたびに、なんとかして食べてもらいたいという気持ちが強くなり、ある日ふとAさんに、「ひょっとしたら、トロぐらいだったらトロトロっと入るかもわかりませんね」（笑）と言いました。そうしたら、そのことばで患者さんがなごんだのか、「そうですね、トロねえ、私も一日中トロトロ寝ていないで、トロぐらいに挑戦しましょうか」とおっしゃる。われわれの会話を聞いていたご主人が、「いや先生、私もトロい亭主ですけれど、トロぐらいだったら買いに行きますよ」と言って、市場でトロを買ってきた。

そうしたら、三切れ食べることができました。私も、とても食べられるとは思わなかったので、「トロが食道の狭窄を開いた一例について」という論文を書こうかと思いました。忙しくてやめましたが（笑）。この話をある座談会でしましたら、河合隼雄先生が、「それは先生のユーモアのセンスが患者さんの食道をトロけさせたんですよ」とおっしゃった。

ユーモアというのは、デーケン先生がおっしゃるように「愛の現実的な表現である」わけで、相手に対する思いやりがあるときに、すごい力を発揮するという気がします。

デーケン　日本語では、ジョークとユーモアを同じ意味で使う人が多いですが、私はこの二つをはっきり区別しています。ジョークは、ことばの上手な使い方やタイミングのよさなどですが、ユーモアは心と心のふれあいから生まれます。相手に対する思いやりが原点です。

つまり、医者が患者に対して、あるいは教師が学生に向かって、または夫婦や親子の間でも、本当に思いやりを示したいなら、その出発点は相手が何を希望しているかを考えることでしょう。病院の中であれホスピスの中であれ、学校でも家庭でも、皆が期待するのは、ストレスの少ない温かい環境ですね。その意味でユーモアの出発点はやはり思いやりと愛だと思います。

場合によっては、ジョークもユーモアの表現に重なります。たとえば、緊張した雰囲気がだれかのおもしろいジョークで和やかになれば、ユーモアと同じような効果があります。でも、きついジョークは相手を傷つけますから、ユーモアではありません。

ウィットに富んでいる人は、よくまわりの人の欠点をおもしろおかしく話題として取り上げますが、それで傷つく人がいる以上、決してユーモアとはいえませんね。

柏木　気をつけないと、いい面と、まちがえて相手を傷つけてしまうという両刃の刃になる危険性があるというわけですね。

デーケン　テレビ番組の中などで、だれかが転んだり、失敗することを笑う場面があります。私はいつも、「ああ、これはユーモアじゃない」と思うんです。人が失敗したことを笑いのタネにするのはユーモアではありません。

緊張がやわらぐとき

柏木　緊張を緩和させるというユーモアの効用があると思います。私がつい最近体験したことです。大学の社会人入試がありました。長く大学の雰囲気から遠ざかっていた人たちが、二〇人ほどの教授の前で面接を受ける。人によっては緊張してカチカチになってしまう人がいて、質問が耳に入っていないなと思いました。そのようなとき私は、緊張をやわらげるために少し手助けをします。

人間の味覚を研究することによって、脳の生理や人間の行動がわかるという「行動生理学」という分野があって、「味」という切り口で研究している教授がいます。その「行動生理学」を専攻したいという受験生がかなり緊張していたので、私が「人間科学部にたくさんの講座があるのに、味覚の研究に取り組みたいというのはなかなかアジな選択だと思いますよ」と言ったんです(笑)。すると、それでスッと緊張がゆるんだ。駄洒落ですが、「味覚というアジな選択」、やや我田引水になりますが、私自身の彼に対する思いやりから発したことばでした。デーケン先生もよく、「私はなんにもデーケン」っておっしゃるでしょ（笑）。

デーケン　上智大学では、小学生のための模擬試験がよく日曜日に行われます。するとたくさんのお母さんが外に立って待っています。私は、緊張しているお母さんたちに行き合うと、「いやあ、日曜日の上智大学は幼稚大学になりますね」（笑）と言って、一緒に笑います。これも相手に対する思いやりです。今はいろいろストレスが多いから、お母さんたちも大変なんです。

柏木　もうひとつ、ユーモアは上下関係をうまく乗り越えさせる。とくに、下の人が上の人に対して緊張感を持っているときに、ユーモアが間に入ると人間が平等になる。デーケン先生も学会場などでよく看護婦さんに囲まれていますが、それはやはり先生の中に権威者の感覚がないからでしょう。

デーケン　日本では、病院や大学や会社の中などでも上下関係のきびしさがずいぶん目立ちますね。たまには上下関係を忘れて、お互いに人間として皆が平等であるということをしっかり認識し合いたいものです。できれば日常生活でも、とくにホスピスのようなところでは、チームアプローチが大切ですから、もっと平等にそれぞれの限界をわきまえて協力するほうがいいと思います。

「メンツを失う」ほうがいい

柏木　欧米の映画を観ていると、社長と部下が重要な話し合いをしている場面があります。内容的には指導する者・指導される者の立場がはっきりしていますが、ユーモアがひょっと出るときがあり、人間として平等だという感じをもつことができる。

日本のサラリーマンは宴会のときだけ平等になるけれども、日常生活に戻るとはっきりとした上下関係があるんですね。そういうときに、たとえば上に立つ者が少しユーモアのセンスを出してあげると、平等意識が生まれるような気がします。

デーケン　もしかして、その原因のひとつは、日本の文化のなかに「メンツを失う」ことへのこだわりがけっこう強いのかもしれないですね。特に上に立っている人は、何かジョークを言ったら、不真面目と受け取られて、メンツを失うと思うのではないでしょうか。

私は上智大学のドイツ語学科とドイツ文学科で、人間学を教えています。その一年生の学生には、最初の講義のとき「ドイツ語を勉強するうえで大切なのは、メンツを失うことへの恐れを乗り越えることです」と言っています。学生の中には授業で言い方を間違えたりしたらメンツを失うと思っている人がいますが、むしろどんどんメンツを失うほうがいいんです。メンツなんかにこだわらない、それが外国語上達の秘訣です。

柏木 ユーモアのセンスをもって話すと、伝えたいことが上手に伝わる場合があるように思います。

これは小さな例ですけれど、先日、学会で長野県へ行ったときに友人に車に乗せてもらいました。ちょうどT字路にさしかかると、真っすぐのところにガソリンスタンドがあるんです。ガソリンスタンドの看板があり、左と右に大きな矢印があり、「あちらは海」、「こちらは山」と書いていました。その下にすごく大きな字で「ガソリンはここ」と書いてある（笑）。吸い込まれるように、そのガソリンスタンドにスッと入ってしまいました。

デーケン それは効果的ですね。ユーモアは教育のなかでも重要な役割を果たします。ユーモアのある教え方をすると、積極的に勉強しようという意欲を呼び起こすことができると、日頃から感じています。先生方が時折ユーモラスなことを言って笑わせると、学生たちも喜んで聞きますから、学習効果が上がるようです。

逆に私の場合を考えますと、ドイツの大学には生真面目な教授が多かったから、疲れてすぐ眠くなりました。ちょっと笑うとリラックスできて、あとの講義を集中的して聞けるようになりますね。それはとても大事なことです。

私はそうしたことについて、テレビでもよく話をしました。中学校でいじめや校内暴力の問題が頻発する原因のひとつは、先生方が真面目すぎるので緊張した雰囲気になるからではないか、もっとユーモアをもってほしいと提案しました。早速、それを聞いた中学校の校長先生から連絡があって、「ユーモア感覚のすすめ」というテーマで中学校の国語の教科書に書いてほしいと頼まれました。私は「外国人が日本の国語の教科書に書くなんて冗談でしょう」と答えましたが(笑)、なんとか書きました。

ところが、教科書ですから認可が必要です。文部省は、たいへん真面目に私のユーモアを分析したようです。内容はOKでしたが、一番大きな問題になったのは最後のページに、「アルフォンス・デーケン、上智大学教授」とあるところでした。文部省が心配したのは、中学生がこの教科書を読んだらみんな上智大学に入りたくなるのではないかということです(笑)。そして、安全を第一に考えて「上智大学教授」を消し、「アルフォンス・デーケン、ドイツに生まれ、現在は日本で生活している」としましたので、慶應や早稲田も安心したのではないでしょうか。

柏木　サービス精神が教師にもっとあればと感じます。私は講義のなかで、少なくとも三回は笑わせるということを自分に課しています。一年間の感想を最後の講義の際に書いてもらうのですが、「講義の内容はほとんど覚えていないけれども、笑ったところだけは完全に覚えている」という学生もいます(笑)。特に、真面目に言うととても辛いことをユーモアのセンスで包んで前に出すと、効果があります。

ニュージーランドのホスピスへ行ったときに感激したことがあります。壺や皿など、いろんな置物をフロアーに並べて売っている百貨店がありました。子どもが走り回ったりして壊すことがあるらしく、小さな注意書きがありました。それには、「このあたりでは子どもの手をつないでください。勝手に走りまわっている子どもを見つけたら特定の場所に収容します」と書いてある(笑)。その末尾には、「収容した子どもを引き取る際の収容費用は両親の負担です」とあり、子どもも連れの人たちがそれを見て、本当にサッと手をつなぐんです(笑)。

デーケン　おっしゃるように、ユーモアをとおして教えられたことは覚えるんですね。ですから人は、生真面目な話はよく忘れるんです(笑)。

柏木　私は何回も先生のお話を聞きましたけれども、内容よりもユーモアの部分がしっかり頭の中に入っています。ほかの話を全部忘れたという意味じゃないですよ(笑)。でも本当に不思議ですね。

少しまた話題が変わりますけれども、ユーモアやユーモアのセンスはほぼ全世界共通するものなのか、文化とかなり関係するものなのか、そのあたりはどうでしょうか。

デーケン　まず、日本には独特の具体的なユーモアの表現があると思います。私も柏木先生の川柳を拝見して、いつも笑わせていただいています。末期の患者さんやそのご家族をケアしておられますから、当然ストレスも多いでしょう。ある意味で川柳をつくることが先生にとってのストレスの緩和や心の癒しになっているのではないかと、読みながら感じます。

日本には川柳をはじめ、狂言や落語など独特なユーモアの伝統があるのは、すばらしいことですね。日本人はユーモア感覚が乏しいと自分たちのことを言っていますけれども、けっこう中世からの文学や芸能のなかには、ユーモアのセンスに富んだものが多いと思います。

また、日本人独特のスマイルは国際的にも有名ですね。日本人の笑顔は外国人を歓迎する印として、国境を越えて人と人とを結びます。外国人が道を尋ねると、ことばはわからなくても、ウェルカム（歓迎）の意味で、まず日本人は微笑むことが多いようです。私はいろんな国で生活しましたけれども、日本では特に笑顔での対応が目立ちます。これもひとつの貴重な宝物だと思います。

柏木　アメリカでことば遊びの「パン」（pun）というものがあります。しかし、日本よりは使われる頻度が少なくて、むしろ内容を重んじるユーモアが主流という感じがしますが…。

デーケン　ドイツでしたら、独特のユーモアの表現は自己風刺ですね。自分の失敗、弱さ、限界について自分から話し、みんなと一緒に笑い飛ばすのです。私は、自己風刺のユーモアにとても成熟した人間性を感じます。なぜかと言いますと、地球上に完璧な人間は一人もいません。必ず欠点や限界があります。それを謙虚に認めて、周囲の人と一緒に笑うことができれば、お互いにもう少し寛大な気持ちで共存していけるのではないでしょうか。

自己風刺のユーモアは、日本にはなかなか定着しにくいようです。さっきも言いましたように、自分の失敗や限界を素直に認めるのは「メンツを失う」ことにつながると思い込んでいてはダメなのです。成熟した大人だったら、自分の限界を認めて笑いのタネにしたほうがいいと思います。私たちはみんな人間ですからね。

もう一度「ことば遊び」に戻ります。ことば遊びは翻訳しにくいですね（笑）。たとえば、リンゴを梨《pear》にするにはどうしたらいいか、その答えはリンゴをもう一個出せばpear、つまりpairになります。けれども、これはまったく日本語に翻訳しにくいです。

柏木　英語の知識がある人でないとわかりにくい。

デーケン　pearとpair、発音はまったく同じですから、英語圏の人ならすぐ笑いますが、日本語に翻訳できません。もし、どうしても日本語に翻訳したいなら…やはり、「食べてしまえば梨（無し）になる」でしょうね（笑）。もちろん、たまにことば遊びで緊張した雰囲気が和んだり、日常生活のだらけた気分を変えるのはいいことだと思います。

柏木　自己風刺については、それをうまく使えるという人はどこかで自信をもっている人ではないかという気がします。

デーケン　そうです、成熟した人でないとできません。たとえば、劣等感をもっている人、変なプライドを持っている人、傲慢な人は、自分は完璧だと考えがちですので、自己風刺のユーモアは難しいですね。

柏木　そういう成熟した人では、人に対するサービス精神が思いやりにつながると思います。アメリカでは、若い人が大きなパーティーのときにユーモアやジョークの本を買って勉強して披露しているのをよくみます。

デーケン　ユーモアは勉強して身につけるというよりも、どちらかというと自然に出てくるのが本物だと思うのですが…。

ここで、ヨーロッパの人々がそれぞれの国民性を自己風刺した有名な小話を披露したいと思います。「同じ〝象〟ということばを聞くと、ドイツ人、イギリス人、フランス人、ポーランド人はそれぞれどう反応するか」についてです。

象というと、イギリス人はインドに出かけて象をしとめて剝製にし、大英博物館に寄贈します。フランス人は、まずパリ動物園に行って、そこに象がいなければ象の存在を否定します（笑）。でも、象がいれば短いしゃれた本を書きます。題名は『象と恋』です。

ポーランド人は、「象とポーランド問題」について熱烈な演説を行い、愛国者同盟を結成します。ドイツ人は、象について七冊の本を書きます。『象の解剖学』、『象の生理学』、『象の起源』、『象の心理学』、第五巻は『文学と芸術における象の位置』、それから『文化と国民経済において象の果たす役割』です。第六巻は『象の形而上学』で、そのうちの一章は『象とカントの提言的命令』、第七巻は特に力作で『疎外された世界における象』というテーマです。

オーストリア人は愛らしく、哀愁をおびた小さな本を書きます。そのタイトルは『ウィーン・ブルグ劇場の年老いた象の追憶』。

この短いストーリーには、各国における国民性のストロングポイント、ウィークポイントがよく表れています。イギリスの大英博物館は、かつて世界を支配した大英帝国の象徴です。フランス人は、今でもパリを世界の中心と考えたいという偏狭な愛国心をからかわれています。ポーランド人は、東はロシア、西はプロイセンという二つの強国からいつも脅かされてきた国ですから、まったく関係のないことでもすぐポーランド問題と結びつけたがります。ドイツ人は、偉大な思想家や詩人を輩出している一方で、生真面目な完璧主義者というイメージを七冊の本で表されています。

そういう意味で、私は日本人と象はどうなるかを考えました。

柏木　どういう回答でしょうか。

デーケン　私は毎年のように、日本の医療関係者と外国のホスピス視察に行きます。そこでいつも感じることですが、日本人は象を見たら、とにかくまず写真をとると思います(笑)。

この笑い話ひとつからも、世の中にはいろんなタイプの人間がいるということですね。私たちはそれを意識していつも自分を先に笑いのタネにしていけば、相手とのコミュニケーションも自然に和やかになってくると思います。

心豊かに第二の人生を生きる

柏木　先生が最初に、人間がつらいときにこそユーモアのセンスが重要だというお話をされました。人間が老いること、病気になること、そして最終的には死を迎えざるを得なくなること、つまり「生老病死」の中で、病いの中でもユーモアのセンスを持って闘病生活を送る人もあれば、ユーモアのセンスを発揮しながら死を迎える人もある。それには本当に感激します。

デーケン　私は大学院生のころ、しばらくシカゴで叔母が経営する老人ホームに滞在しました。そこで、タイプのちがう二種類の人に会いました。ユーモアのある人は、食堂に座ると皆が一緒に座りたがります。もうひとつのタイプはユーモアのセンスがない人で、食堂に入っても、だれもまわりに座りたがらないので、ますます悪循環で文句ばかり言います。「これは私に対する差別だ」と言ってどんどん孤独に陥っていきました。

そのときの結論として私は、心豊かな第三の人生を楽しく生きるためには、どうしてもユーモア感覚を磨くことが望ましいと考えたのです。

柏木　私は二五〇〇名ほどの方を看取りましたが、素晴らしいユーモアのセンスを持っている方には感動します。つい二か月ほど前に亡くなった方ですが、この方はずっと和歌や俳句をつくっていた方です。回診のときに、「実は私は川柳をしているんです」と私の句を披露すると、「それはおもしろいですねえ。私もちょっと人生の最後に川柳に挑戦してみます」とおっしゃる。それから何回か二人で句のやりとりをしました。七〇歳を超えた方で、自分は七〇歳で死ぬと思っていたそうです。それで七〇歳でがんになった。その方の詠んだ句です。

人生のおまけをがんと騙し合い

この方はがんの診断を受けてからいろいろ葛藤した人で、「うまいこと騙されてくれよ」とがんに語りかけたこともある。するとがんのほうが力を盛り返してくる。私はこの句がとても気に入りまして、「いやあ、すごいですね。騙し合いはいつまで続きますかね」と話したら、「いやあ、もうすぐ勝負つきますよ。やっぱり向こうが勝ちますわ」とおっしゃる。それは嫌な感じではなくて、受け入れているような感じでした。

デーケン　一般の人は、「死」と「ユーモア」は全然合わないと思うでしょう。私がニューヨークにいたとき、私の親友のお母さんが九一歳で亡くなりました。十一人の子どもを立派に育て上げた人でした。彼女が危篤だというので、十一人の子どもとそれぞれの孫が集まりました。

カトリックの神父である長男が言いました。「お母さんともう話すことはできないけれども、ミサを捧げて祈りましょう」。ミサが終わると母親は目を開けて、「私のために祈ってくれてありがとう。ところでウイスキーを飲みたい」と言いました。みんなショックを受けました。医師の診断ではあと一時間くらいだというのに、なんで今ウイスキーを飲みたいのか。だれかが慌ててウイスキーを持ってくると、彼女は「ぬるいからちょっと氷を入れてちょうだい」と言います。氷を入れると「おいしい」と全部飲み干しました。次に「煙草が吸いたい」と言い出しました（笑）。長男が心配して、「医者は煙草を吸ってはいけないと言っていますよ」と言うと、「死ぬのは医者ではなくて私ですよ。煙草をちょうだい」と言って悠然と煙草を吸い終わると、皆に「さようなら、天国でまた会いましょう」とニコニコしながら亡くなりました。

私はこの話を聴いたとき、「死とユーモア」について深く考えさせられました。彼女は、生涯ウイスキーもあまり飲まなかったし、煙草も吸わなかったそうです。私の解釈では、皆にユーモアに満ちた自分の最期の思い出を残したかったのではないでしょうか。彼女は十一人の子どもを育て、いつもだれかの役に立っていた。彼女にとっていちばん苦しいのは、もうだれの役にも立てないということだったかもしれません。このユーモアは美しい思いやりと愛の最後の表現だったと思います。何年かたったあとでその友だちに会ったときにも、お母さんの話になって笑い合いました。本当に貴重な人生最後の贈り物でしたね。

柏木　それは、今までのその人の人生の総決算だったんですね。あとで遺族のために大きなプラスになることがあります。

ホスピスでのエピソードですが、肝臓がんの末期の患者さんで、六五歳で亡くなられた方がいました。その方は死を受容しておられましたが、奥さんがすごく予期悲嘆が強く、なかなかご主人の死を受け入れることができませんでした。だんだん弱っていき、あと一週間くらいと予想されるときに、天候のいい日が続いたことがあります。ある日の回診のとき、ご主人はしみじみと空をながめ、「先生、今日のようなきれいな空を見ると心が安まります」と言われました。これは私のオリジナルではないんですが、ふと思い出して、「そうですか。今日の空はこんな感じですよね」と言い、メモ用紙に「空」という字を書き、四角い紙の四隅を切りました。子ども騙しだったんです。だけどその方が、「いやぁ、先生そのとおりで、本当に今日は澄み（隅）切った空ですね」とおっしゃるので、その紙をお渡ししました。

それから一年後、奥さんが遺族会に来られました。グループで話し合いにそれを持ってこられて、「今、これはわれわれの家の宝なんです。お父さんが死ぬ前にこれを見て喜んだねって…。私たちは辛くなったら、この澄み切った空を見るんです」と言われるんです。やや自己宣伝っぽくなり、間違うと子ども騙しになって気をつけなければいけませんが、そういう小さなことがいいタイミングで提示されたら、大きな力になる場合もあります。

笑いとともに立ち直る

デーケン　私はずっと死別体験者の立ち直りについて考えています。患者が亡くなってからしばらくの間、遺族はもちろんユーモアも出ないし、笑顔も消えます。私は「生と死を考える会・全国協議会」の会長としてたくさんの死別体験者に会いました。阪神淡路大震災のあとでも、子どもを失ったお母さんの顔は緊張して、悲しみに沈んでいました。もちろんまったく笑顔はありません。しかし一年、二年とたつうちに、分かち合いのグループの中で、だれかがおもしろいことを言ったりすると、笑うことができるようになりました。これは立ち直りつつある印だと思います。笑顔が戻るというのは、悲嘆のプロセスの中でも立ち直りを示す大切な意味があることですから。

柏木　私が言ったことで、ある人の心をすごく傷つけてしまったという失敗談があります。ご主人が亡くなって一年すると、奥さまは元気になられることが多い。けれども、奥様を亡くしたご主人はなかなか元気にならない。研究結果からも、悲嘆からの立ち直りは、男性を亡くした女性より、女性を亡くした男性のほうが遅いと言われています。

これは事実ですが、ある講演会でなにげなく、「私の体験では、ご主人を亡くされた奥さまというのは非常に早く立ち直られて、一年たつととても元気になる人も多いんです」と言うと、皆さん笑って、「少しお化粧が濃くなる人もあります」と言ったらまた笑った。ところが、手紙が届きまして、「先生のことばが非常につらかった。私は主人を亡くしたあと本当に立ち直れなくて、悲しみをずっと引きずっていて、今日の先生の話の中から力を得たいと思って出席したにもかかわらず、とても傷ついた」と書かれてあった。私はショックを受けて、すぐにお詫びの手紙を書きました。

これは先ほどの、人を傷つけるのはユーモアではないという例で、ややブラックな部分を出してしまった例で、とても反省しました。

心から心へと伝える愛の表現

デーケン　愛する相手を失った方は、もちろん非常に苦しい体験を味わいますが、いつか必ず、その人なりのユーモア感覚を再発見できます。それはひとつの心の癒しにもなりましょう。

医療におけるユーモアの効用については、ノーマン・カズンズの『笑いと治癒力』(松田鉄訳、岩波同時代ライブラリー、一九九六年)に詳しく記されています。その本のなかで、彼は「笑いこそ、あるいはユーモアこそは、癒しのプロセスの大切な役割を果たしている」と述べています。また、その原典となった『ニュー・イングランド・ジャーナル・オブ・メディシン』(一九七六年十二月号)には、「ユーモアは病気相手の戦いの強力な武器であり、笑いという薬を自分に大量に投与すると、積極的な気持ちが生まれて体内に科学的な変化が起こり、肉体的回復にもつながる」と書いています。

彼は、ユーモアの本やコメディのテレビ番組・ビデオを観て笑ったおかげで難病を克服できたといいます。痛みについても、一〇分間腹を抱えて笑ったら、麻酔をかけられたように少なくとも二時間は痛みを忘れて眠れたということです。

病院でも、患者を無理に笑わせようとするのではなく、患者自身が自分のなかにある貴重な潜在的な能力としてのユーモア感覚を、自由に開発できるような雰囲気をつくることが大切でしょうね。

柏木　それは、これからの大きな課題ですね。

デーケン　笑いは、人間にとって貴重な能力です。私がよく感じるのは、上智大学の学生は明るくて、みなよく笑っています。ところが、中央線に乗って、特に中年期以後の方の顔を見ると、あまり輝いていませんね。どうも歳をとると、真面目になる人が多いようですが、私は逆ではないかと思っています。

私はドイツでの子ども時代に、「人間は、笑うことのできる唯一の生物だ」と聞きました。そのとき早速、私の飼っている猫が笑うことができるかどうかの実験をしました。実はその頃、私は一二匹の猫を飼っていました。その猫をみんな集めて、その前でいろんな変な顔や格好をしてみせましたけれど、一匹も笑ってくれなかったんです。もしかしたら、みんなドイツの猫だったので、ドイツ人と同じようにあまり頭がよくなくて、私の実験の目的を十分にわかってくれなかったのかもしれませんが…（笑）。

笑いは、神さまから人間だけにいただいた貴重なプレゼントですから、どんどん開発しなければいけません。どんなに苦しい体験があるにしても、「にもかかわらず笑う」をモットーとして、思いやりと愛の表現としてのユーモアを、学校のなかでももっと豊かにしていくことを考えましょう。

柏木 昔から「笑いは健康のためにいい」と経験的に言われてきました。最近さまざまな免疫能を測る方法、特にナチュラルキラー（NK）活性が研究され、科学的にユーモアの効用が証明されてきています。

数年前に「ユーモアセラピー学会」がアメリカで設立されて、科学的な発表の広がりが出てきています。これまでなんとなく経験的に、ユーモアを病院のなかでうまく利用すれば患者さんの退院率が上がるとか、平均在院日数が短くなるとかがいわれてきましたが、科学的にもかなり証明されるようになったのは喜ばしいことです。

デーケン　今、先生がおっしゃったことと同じようなテーマですが、ユーモアのある人とユーモアのセンスのない人を比較しますと、ユーモアの乏しい人は風邪をひきやすいというデータがイギリスでも出ました（笑）。ある意味で、不思議ではないと思います。

これからは特に予防医学として、ユーモアの効用を広めなければいけませんね。たとえば、高齢社会は膨大な医療費がかかるという点で注目されています。しかし、私がいつも言っていることですが、一番安い薬はユーモアと笑いです。これを忘れたら、ある意味でとてももったいないですね。

柏木　柴田病院（倉敷市）の伊丹仁朗先生は「生きがい療法」をされています。その生きがい療法で、ユーモア・スピーチが定期的に開かれています。そこでは患者さん自身が、自分の病気をユーモアで吹き飛ばしながら積極的に生きておられる。

ある喉頭がんの患者さんは、手術後に声がかすれて発声もしにくい。本当は辛い体験なんです。それを「私は手術のおかげでこんな魅力的な声になりました。倉敷の森進一とよばれています」

とかおっしゃいます。すると、周りの人がそれで勇気づけられ、前向きに生きていこうという気持ちになる。病気の捉え方ひとつでも、ユーモアのセンスをもつかどうかで、ずいぶん闘病の姿勢が変わってくるんですね。

デーケン　ドイツでは生真面目な人を「動物的な真面目さ」（ティアリッシャー・エルンスト：tierischer は動物的、Ernst は真面目さ）と言いますが、子どもの頃からよくそのことを考えさせられました。ユーモアの乏しい人は、動物に近いという意味ですから、言い換えますと、ユーモアのある人ほど人間らしいという意味になります。ユーモアのセンスを開発すれば、より人間らしく生きられるという考え方はおもしろいですね。

柏木　たしかに、犬の顔をじっと見ていると、みんなとても真面目な顔をしていますね（笑）。ときどき寂しい顔をした犬もいます。

デーケン　人間の偉大さは次の三つのポイントにあると、私はいつも考えています。ひとつは人間は考えることができる存在ですね。次に、人間は選択できる、つまり自由であるということ。三つ目は人間は愛することができるということです。愛の具体的な表現はさまざまです。場合によっては物質的な形をとることもありますが、心から心へ伝える愛の大切な表現のひとつがユーモアだと思います。

相手の存在を認めるコミュニケーションの方法

柏木　大阪大学人間科学部で、コミュニケーション論という講座があります。その講座の中で学生が自己開示についての論文を書きました。その中で、自己開示能力というのが、コミュニケーションをうまくできるかどうかの大きなポイントだと言っています。その研究の中である実験をしています。まったく知らないもの同士、男性同士、女性同士、男性と女性というペアを二〇組ほどつくり、それぞれ部屋の中に一五分間ずつ入ってもらってビデオを撮ります。どのペアがいちばん自己開示をするか。そうすると、自分のプライベートなことや子ども時代のことなど、女性同士がいちばん自分を開く。次は女性と男性で、男同士は全然ダメ。

この研究の他の結果をみると、自分を開くためには、ユーモアがかなり役に立つということです。ユーモアのセンスがあると自分を開きやすい。

コミュニケーションとユーモアについて考えるときに、自分を開くことができるかどうかが大切で、どちらか一方がユーモアのセンスを持っていたら、相手は自分を開きやすくなるのではないかと思います。

デーケン　上智大学でも、女性のほうが自分の体験について、よくことばに表してコミュニケーションしているようです。専門家によれば、日々のコミュニケーションの八〇％以上は、無言のコミュニケーションだと言われています。

いつも私が看護婦さんのための講義で話すことですが、たとえば、ある看護婦さんが、六人部屋の病室のひとりの患者さんに薬を持っていく。するとほかの五人の患者さんは看護婦さんの顔を見ています。看護婦さんは忙しいですから、ことばで一人ひとりとコミュニケーションはできませんが、顔の表情だけでもコミュニケーションを交わせるのではないでしょうか。少しでもニコニコすれば、ほかの五人もみんな看護婦さんが自分に関心を示してくれたと感じますね。すると、自分の存在が認められていると感じることで、患者さんの孤独も少しは和らげられるでしょう。ですから、看護婦さんは病棟に行く前に鏡を見て、自分に笑顔を向けてくださいと勧めています。

外国で道を聞くときにも、自然と厳しい顔の人は避けて、やさしい笑顔の人に尋ねます。笑顔は相手に対する歓迎の印になりますね。

柏木　私も、旅行をして記念写真を撮るときには、やっぱり喜んで引き受けてくれそうな人に頼みます。それを決めるのは、顔つきとその人全体から出てくる雰囲気です。

視線と距離のとり方

柏木　教え子の中に、プレゼンテーション学を研究している人がいます。採用試験の面接をビデオで撮影し、音声を消した映像で点をつける。そのときに何が決め手になるかというと視線です。視線を合わせないのはよくない。視線を泳がせるのもダメで、少し視線をずらすくらいだと印象がいい。

もうひとつは手の使い方で、ある程度、動きがある、手を使うほうが好印象であるといいます。つまり、ことばで伝わることよりも、むしろほかのもので伝わることのほうが大きい。不思議ですが、顔の表情は心の表現ということでしょうか。思いやりの心があれば顔にそれが現れるし、敵意を持っていたらどうしても現れてしまう。

デーケン　ホスピスでよく言われることですが、患者と話すときには必ず座って、相手と目を同じ高さにして話すことが大切ですね。

柏木　私が体調を崩して入院したときの体験ですが、からだが弱っているときにはあまり近づいてこられるとつらいですね。ある程度、元気になると近づいても大丈夫だし、かえって遠いとコミュニケーションがとれない。距離感はとても大事です。数日前の新聞の当選句ですが、

それ以上近づかないでほしい距離

そういう距離があるものですね。

デーケン　一緒に笑うことができるかどうかも、ひとつのポイントですね。日本に来たばかりの外国人にとっては、日本語での失敗がユーモアと笑いを生むきっかけになります。上智大学のある有名な先生は、銀座でバスに乗ったとき、運転手さんに「四谷に着いたら私を降《お》ろしてください」と言う代わりに、「四谷に着いたら私を殺《こ》ろしてください」と言いました（笑）。だれでもミスがあるのは止むを得ないことですね。でもそのときに、自分の失敗を相手と一緒に笑うことができれば、いいコミュニケーションが築けると思います。

また、これもある上智の先生ですが、デパートに行って「魔法瓶《まほうびん》をください」と言おうとして、

「未亡人《みぼうじん》をください」と言いました（笑）。私たち外国人は、日本語をローマ字で読みながら覚えます。魔法瓶も、未亡人もMで始まるために起こった間違いです。私はまだ未亡人を買った体験はないんですけど（笑）。前に私は、NHKテレビの録画中に「未亡人」ということばを使ったことがあります。これは今、差別用語だそうで、すぐにカットされて、もう一度、何分間か同じ場面を撮り直しました。

日本に来たカトリックの神父にもこんな愉快な話があります。ある女子修道会はご受難会といい、祈りのための黙想の家があります。そこへ行く途中で、あるアメリカ人の神父が変な発音で、「ゴジュウナナカイノ　モクゾウノイエハ　ドコデスカ」と聞いたそうです。聞かれた日本人の答えは、「五七階の木造の家なんて、ありません」だったそうです（笑）。

柏木　宣教師の方が日本に来られて、まだ日本語が十分でないときはおもしろい間違いをされますよね。それを聞いていると私は楽しいですね。

近所の方に自分の身分を明かしているときに、「私は宣教師ですから、日曜日には毎日レンアイをしにいきます」と言った方がいたそうです（笑）。「礼拝」ということばは、発音が難しいのです。

デーケン　また、その人のもっているバックグラウンドや知識、価値観によって、ユーモアがすぐ通じなくて困るときがあります。たとえば、キリスト教には聖書に基づいたユーモアがけっこう多いんですが、聖書を知らないと全然通じません。

たとえば聖書に、「右の手のすることを左の手に知らせてはならない（注）」という有名なことばがあります。ひとりのヘタなオルガン奏者が教会をクビになったので、別の教会に行ってそこで仕事をしたいと言いました。

そこの神父は前の教会の神父に電話をして、「今働きたいと言ってきたオルガン奏者はどういう人ですか？」と尋ねると、前の教会の神父は「その人は聖書に書いてあるとおりの人です。右の手のしていることを、左の手はまったく知らないようです」と答えたそうです（笑）。オルガン奏者の左右の手の動きがバラバラだということを、ユーモラスに表現しているのですが、聖書のことばを知らなかったら、なんのことだかわからず、全然おもしろくありません。

（注）マタイ六・三〜四　施しをするときは、右の手のすることを左の手に知らせてはならない。あなたの施しを人目につかせないためである。そうすれば、隠れたことを見ておられる父が、あなたに報いてくださる。

自らを解放するときに、人は心から笑う

柏木　講演するときは、ブロック塀を積みあげるように内容を組み立てようと思っています。塀を組み立てるには、ブロックの真中に鉄の棒が必要です。ブロックに鉄の棒を通し、ブロックとブロックの間をセメントでつないでいき、塀ができます。講演では、ブロック塀の心棒、中心になるものが何かをいつも考えています。伝えるべき心棒は聴衆によって決めます。その心棒の周りにブロックを積んでいく場合は、自分の臨床体験とか患者さんに教えられたこととかで積み上げていく。その積み上げていくブロックとブロックの間に少しずつユーモアというコンクリートをはめ込んでいくと、うまく積み上がっていくような気がします。

塀がだんだんできあがってきたときにコンクリートが不足すると、辛くなってきます。聞いてくださっている人が、そこで一回笑っていただくと次へ進める。たとえば、ナースの研修会で「患者さんのニードをどう捉えるか」のテーマがあったとします。そこではいろんな患者さんの例を話します。患者さんのニードをピックアップするときに、「今、何がいちばん辛いですか?」とい

うのが一番具体的な問いかけだと、私は思っています。そのとき、入院中であれば「痛い」、「吐き気がする」、「息が苦しい」とか、体の問題が多い。

しかし、あるときユニークな答えが返ってきました。ある初老の乳がんの末期の患者さんに「今、何がいちばん辛いですか？」と尋ねると、「息子に嫁がこないことです」と答えたんです（笑）。四〇歳くらいの息子さんが独身のままでは、自分は死にたくないという気持ちが強かったのだろうと思います。ナースだったら必ず笑ってくれるところです。

講演を構築していくうえで、ブロックとブロックの間のユーモアというのはすごく大切ですね。

デーケン　私もそういう実例をある看護婦さんから聞きました。末期がんの患者さんから、「看護婦さん、あと時間はどれぐらいでしょうかね？」と尋ねられたそうです。彼女は、残された時間を知りたいなら、がん告知をしたほうがよいのではないかと真剣に悩みました。それから三〇分後に、彼は耐え切れないように、また聞いてきました。「看護婦さん、お腹がすいて死にそうです。食事がくるまで、あと何分くらいかかりそうですか？」（笑）。

柏木　金城学院大学の森下先生が、「ユーモアの原点は、心地よい裏切りである」という表現をされています。そういうユーモアの例ですね。

デーケン　人は、喜びがないと心から笑えないんです。ですから、聖書には書いてなくても、イエス・キリストはけっこう楽しそうに笑った人だったろうと、私は想像しています。「今泣いている人々は、幸いである。あなたがたは笑うようになる」（ルカ六・二一）ということばがあるように、イエスはいつも人々が笑顔で暮らすことを望んでおられたのではないでしょうか。

心の狭い人は、笑うにしても、自己中心的な喜びからの笑いでしょうし、傲慢な人は真のユーモアとはほど遠いところにいると考えられます。内的に解放されたとき、人は初めて他者の喜びを自分の喜びとして、一緒に笑えるようになると思います。そういった意味でもユーモアと心の解放はたいへん密接な関係があると、私はいつも考えています。

結論として、私にとってのユーモアとは、人間の貴重な潜在的能力です。英語ではhuman potential、人間なら誰でも持っているこの可能性を、一人ひとりが十分に発揮してほしいと考えています。さっきも言ったように、人間は笑うことができる唯一の生物ですから、ユーモアと笑いは人間だけに与えられた大切な能力なのです。

特に笑顔は、地域、人種、性別、年代、言語の違いを超えて、心の温かさを伝え、地球上のすべての人の心を結びます。若い人だけでなく、病いや老いのつらさを経験しても、「にもかかわらず笑う」ことを忘れないでほしいですね。ユーモアのセンスを開発することは、人格的に成熟した人間になることと同じだと思うんです。

柏木　私にとっては、ユーモアは人生の渇きを癒す水です。人生というのは、やっぱり渇きます。私は還暦をちょうど過ぎたところですが、振り返ってみると、嬉しいことや楽しいこともあったけれど、ふつう人生は地道な努力、平凡なことの積み重ねで、ずっと続けていると喉が渇いてくるんです。

マラソンにたとえると、要所要所で水を補給しないと全レースを走り終えることはできない。水が足りないまま走り通すと、最後には脱水症状を起こしてとてもつらいと、そんな気がします。

デーケン　ユーモアの語源は、もともと体液という意味のラテン語ですから、そのイメージはとてもいいですね。

柏木　デーケン先生も、最後のゴールまでユーモアを振りまきながら生きていただきたいと思います。私もあとからついて行きますけど、どちらが先にゴールに行くかはわかりませんね（笑）。

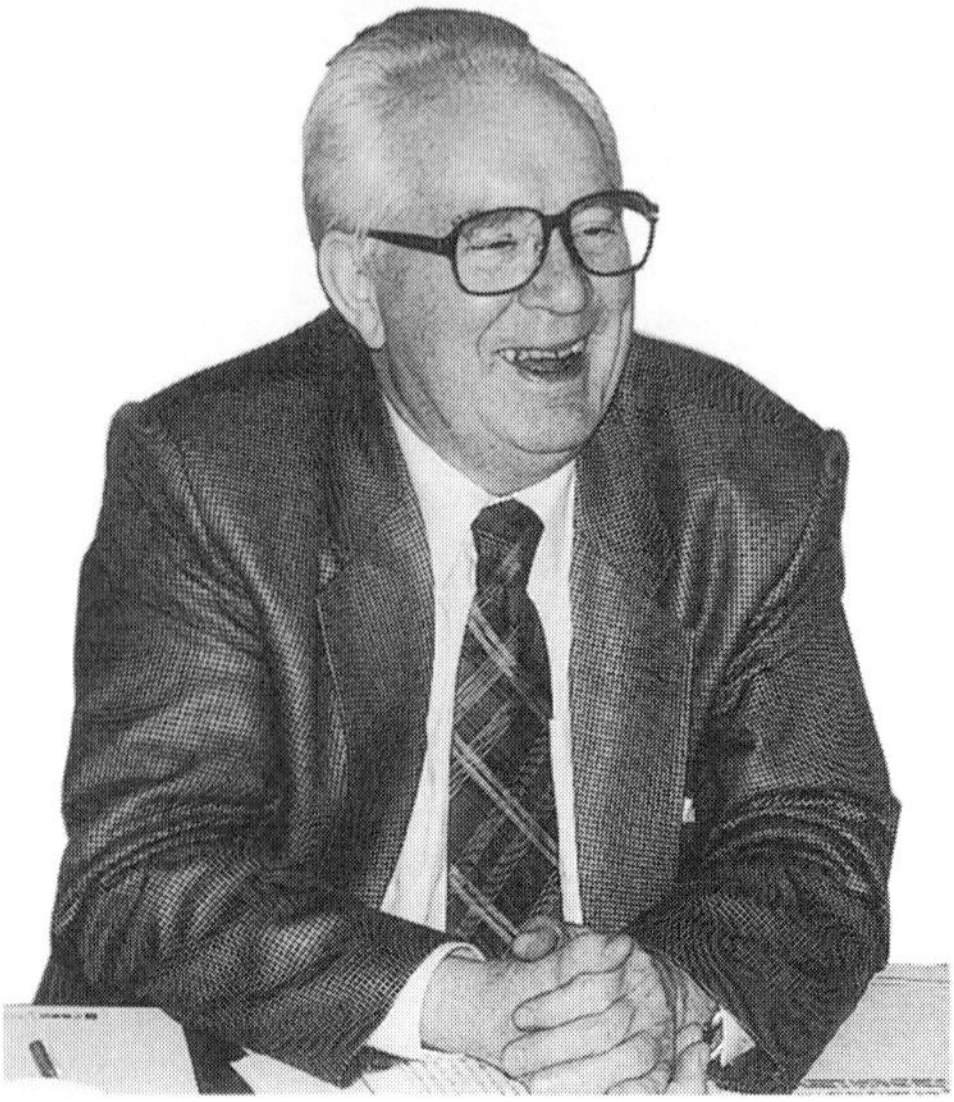

アルフォンス・デーケン 氏

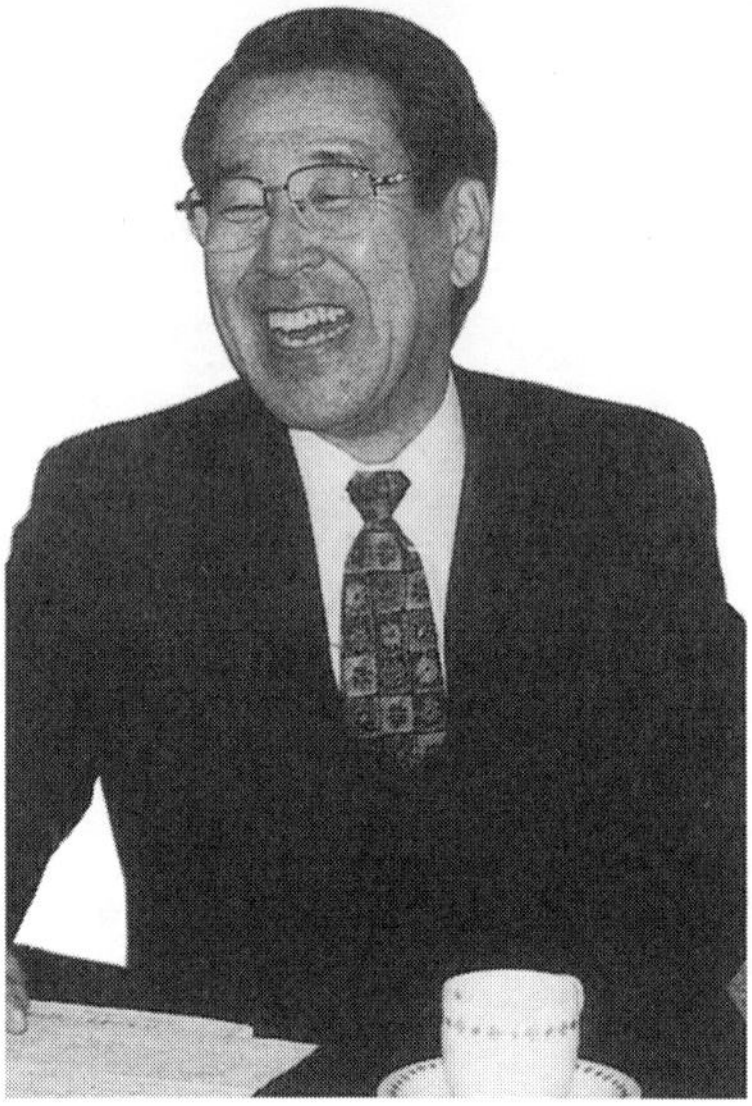

柏木哲夫 氏

あとがき

医者になって三五年になる。人間の心に関心があり、精神科を専攻したが、途中、末期患者のケアに関心を持ち、ここ二〇年ばかりはホスピスという場で、末期の患者さんに接している。重い仕事である。九年前から大学で教鞭をとるようになり、「臨床死生学」という講座を担当している。これも重い仕事である。

この重さと本書の執筆とは、どこかでつながっているように思う。安定した心をもって生きていくために、人間は無意識的に自分でバランスをとるものである。サラリーマンが縄のれんで上司の悪口を言うのも、主婦が井戸端会議をするのも、日ごろのストレス発散のささやかな手段なのであろう。

私がここ一〇年ばかり前からユーモアに興味をもち出した理由を考えてみると、自分の仕事の重さを少しでも軽くしたいという本能的な願望によるのかもしれない。理由はともかくとして、私自身がユーモアに興味と関心を持つだけでなく、人生におけるユーモアの重要性を感じていることは確かである。

本書でも随所で述べたが、誰もが緊張する場で、ユーモアあふれる一言が緊張をほぐし、場を和ませ、それ以後の話し合いをスムーズにしたり、つらく、悲しい状況で沈み込んでいる時に、ユーモアのセンスで、それを笑い飛ばして前へ進んで行くことなど、ユーモアは人生の節目節目で非常に重要な働きをする場合がある。

本書が出版されるに至った経緯を簡単に説明したい。日本においてターミナルケアが注目され始めたのは一九八〇年代であった。ホスピスの数が増えるにつれて、ターミナルケアに対する関心は医療従事者のみならず、一般の人々の間にまで広がっていった。このような流れの中でターミナルケアの専門誌発行の必要性が認識されるようになり、雑誌『ターミナルケア』(三輪書店)が一九九〇年に発行され、私も編集委員の一人に選ばれた。当時この分野における唯一の専門誌で、その内容は真面目で固いものであった(それはそれでいいのだが)。

私は編集委員の一人として、雑誌の中に「ホッと息が抜ける柔らかいコラム的な記事」があってもいいのではないかと思い始めた。たまたま、当時私は少し川柳に凝っていて、その話を編集委員会でしたところ、川柳の連載をしてはどうかとの話になり、あっさり決まってしまった。それが本書の最初の部分の「ほのぼの川柳から覗くユーモアの世界」である。連載中読者の皆様からたくさんのお便りをいただいた。特に看護婦さんからのものが多く、「疲れた時にホッとする」とか、「落ち込んでいる時元気が出る」など、著者としては、うれしい内容のものであった。

連載を続けているうちに、私の関心は川柳からユーモアそのものへと広がっていった。三輪書店からの勧めもあって「ほのぼの川柳」に続いて「ユーモア講座」という題で、自己流のユーモア論を書かせていただいた。これが本書の「ユーモア育成のための講座」である。一冊の本にまとめるにあたって、私が日ごろ尊敬し、いろいろと教えていただいている上智大学教授のアルフォンス・デーケン先生（私はユーモア学の大家だと思っている）と川柳作家の時実新子先生との対談を付け加えさせていただいた。

ご多忙の中、対談の時間をさいていただいたお二人に心から感謝している。特に時実先生は、お母様をホスピスで看取らせていただいたというご縁だけで、対談を快くお引き受けくださった上に、私の拙い川柳に対して専門的なご批評までしていただき恐縮している。対談を通して、読者の方々がお二人の素晴らしいユーモアのセンスに触れていただき、「癒し」を経験していただければ幸いである。

その目で見てみると、ユーモアというのは、かなりの深さと広さを持っていると思う。何となく「日常生活の潤滑油」程度に考えている人もあれば、「ユーモア学」というように学問の対象として、とらえている人もある。医療や看護の世界においても、最近ユーモアが重要視されるようになり『Humor』という国際的な専門雑誌が刊行されたり、「全米ユーモア療法学会」が設立されたり、日本においても「笑い学会」が注目されたりしている。

本書の書名について触れておきたい。正直なところずいぶん悩んだ。今、「癒し」という言葉がはやっている。「癒し系」とか、「癒しの音楽」、「癒しの旅」などといわれる。世の中の流行に乗るのは私のスタイルではないので、書名を「癒しのユーモア」とするのに少し抵抗があった。あえて「癒し」を使ったのはそれなりの理由がある。それはホスピスでの経験である。何名かの患者さんが、「ここに来て癒されました」と言われたことと関係する。患者さんは、ホスピスは「癒しの場」だと言われる。この「癒し」は病気の治癒を意味しない。治癒しない病気を持ち、自らの死が近いことを自覚している患者さんが「癒された」と言われるのは、治癒とは別の意味である。

　ある患者さんにとっては、それは苦痛からの解放という意味であるかもしれない。それだけではなく、もう少し違う意味が付け加わる時もある。他の病院で痛みのコントロールがうまくいかず、苦しい日々を送っておられた患者さんが、ホスピスに入院して数日で、痛みから解放されたとき、「お陰様で癒されました」と言われた。私は痛みがとれたということですかと尋ねた。その方は「それもありますが、痛みがどれほどつらいかを、先生や看護婦さんがわかってくださったので、それがうれしかったのです」と言われた。「癒し」とは「分かってもらえる」、「理解される」ことかもしれない。ある患者さんは、「ここへ来て癒されました。私の気持ちが分かってもらえました」と言われた。多忙な一般病棟でほとんど話を聞いてもらえなかった患者さんの言葉である。「癒し」は「理解」につながるのかもしれない。

　「癒し」には二つの側面があるように思う。一方的にすっぽりと包まれるような「癒し」と、お互いの関係性の中で起こる「癒し」である。前者は「神による癒し」のように、癒される者はあくまで受動的である。後者の「癒し」はホスピスでの患者さんの言葉のように「訴えた結果、理解された故の癒し」であり、一方的、受動的ではなく、双方向性と関係性を持ち、訴えるという能動性の結果としての「癒し」である。この関係性の中にユーモアは大切な働きをする。ユーモアによって緊張感がほぐれ、立場の壁がなくなり、平等性が保証されるのである。ユーモアが「愛と思いやりの現実的な表現」として関係性の中で提示されるとき、それは「癒し」をもたらすのだろう。

このような意味で本書の題を「癒しのユーモア」としたのである。本書を通して私が提示したユーモア論はまだまだ浅薄で洞察不足であることは私自身がよく知っている。六二歳の現在やっと人生におけるユーモアの大切さに目覚めたところである。人生は生きてみなければわからない。死が訪れるまでのこれからの人生、少しでも味わい深いものにするために、ユーモアに磨きをかけたいと思っている。

最後に本書の出版に際して非常にお世話になった三輪書店の三輪敏社長と工藤良治氏に深謝したい。また連載中、原稿に目を通し、時にはクスッと笑い、時々適切な助言をしてくれた妻にも感謝したい。

二〇〇一年六月

柏木　哲夫

〔句の引用について〕

本書の句は主に次の書籍より引用した。『朝日川柳　一二五〇』（朝日新聞社、一九九二年）、『みんなのつぶやき万能川柳』（情報センター出版局、一九九四年）、『平成サラリーマン川柳』講談社、一九九六年、一九九八年）、『愛走れ』（角川春樹事務所、二〇〇〇年）、『途中の駅―田村ひろ子川柳集』（編集工房円、一九九九年）。また、ホスピスのナース、患者さんの句で掲載したものもある。できるだけ句のあとに作者を明記するようにしたが、不明のものもあった。重版の際に明示したく、作者をご存知の作品があれば編集部あて（奥付に連絡先を記載）にご連絡をお願いしたい。

〔初　出〕

『ターミナルケア』誌（三輪書店）よりの初出は次の通りである。

□ **ほのぼの川柳から覗くユーモアの世界**　「ガン君に語りかける」七巻四号（一九九七年）、「病をもつ、にもかかわらず…」七巻五号、「人生の四季とユーモア」七巻六号、「ユーモアの効用」八巻一号（一九九八年）、「ひとの多面性と親しくなる」八巻二号、「ゴルフとユーモア」八巻三号、「ほのぼのとさせるユーモア」八巻四号

□ **ユーモアセンス育成のための講座**　「ユーモア講座、開講」八巻五号（一九九八年）、「アメリカ人のパーティー・ユーモア」八巻六号、「アメリカ人の日常生活とユーモア」九巻一号（一九九九年）、「ユーモアの人、ブラウン先生」九巻二号、「心地よい裏切り―ユーモアの原点」九巻三号、「還暦とユーモア」九巻四号、「受容とユーモア」九巻五号、「ユーモアは同じ視線で」九巻六号、「哀しみを吹き飛ばすユーモア」十巻一号（二〇〇〇年）、「ユーモアは壁を崩す」十巻二号

□ **ユーモアが生むもの　伝えるもの**　本対談の一部は十巻四号に掲載

柏木哲夫（かしわぎ・てつお）

金城学院大学教授、大阪大学名誉教授、淀川キリスト教病院名誉ホスピス長。1965年大阪大学医学部卒業、同大学精神神経科に3年間勤務したのちワシントン大学に留学。帰国後、淀川キリスト教病院にてターミナルケア実践のためのチームを結成、1984年にホスピスを開設。1993年大阪大学人間科学部教授に就任。1994年日米医学功労賞、1998年朝日社会福祉賞、2004年には保健文化賞を受賞している。

主な著作＝「生と死を支える」朝日選書、「死にゆく人々のケア」医学書院、「死を学ぶ」有斐閣、「死にゆく患者の心に聴く」中山書店、「死を看取る医学」NHK出版、「『老い』はちっともこわくない」日本経済新聞社

癒《いや》しのユーモア　いのちの輝《かがや》きを支《ささ》えるケア

発　行　2001年7月17日　第1版第1刷
　　　　2019年9月20日　第1版第8刷Ⓒ

著　者　柏木　哲夫

発行者　青山　智

発行所　株式会社 三輪書店
〒113-0033　東京都文京区本郷6-17-9 本郷綱ビル
電話 03-3816-7796　FAX 03-3816-7756
https://www.miwapubl.com

印刷所　株式会社 新協

ISBN 978-4-89590-153-6 C 3047

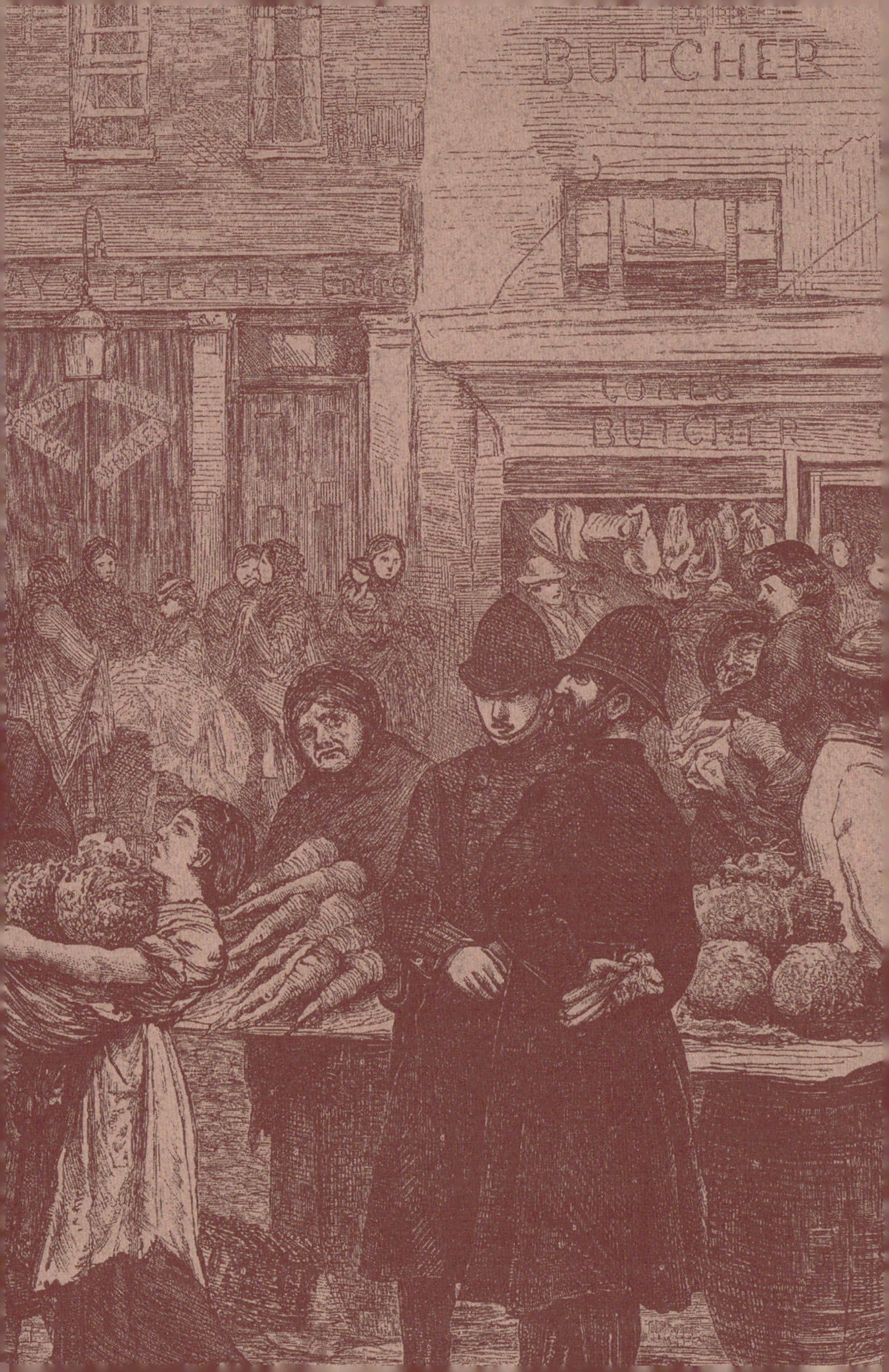
BUTCHER
BUTCHER